DE
LA MÉLANCOLIE;

Par F. H. ANCEAUME,

DOCTEUR EN MÉDECINE DE LA FACULTÉ DE PARIS;

Membre de la Société d'instruction médicale, et de celle de médecine
pratique de la même ville.

La santé de l'âme n'est pas plus assurée que celle du
corps; et quoique l'on paraisse éloigné des passions, on
n'est pas moins en danger de s'y laisser emporter que
de tomber malade quand on se porte bien.
LAROCHEFOUCAULD, 193.

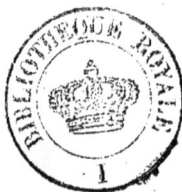

A PARIS,

CHEZ MÉQUIGNON-MARVIS, LIBRAIRE POUR LA PARTIE DE MÉDECINE,
RUE DE L'ÉCOLE DE MÉDECINE, N° 9, VIS-A-VIS LA RUE HAUTE-FEUILLE.

DE L'IMPRIMERIE DE DIDOT LE JEUNE, IMPRIMEUR DE LA FACULTÉ DE MÉDECINE.
1818.

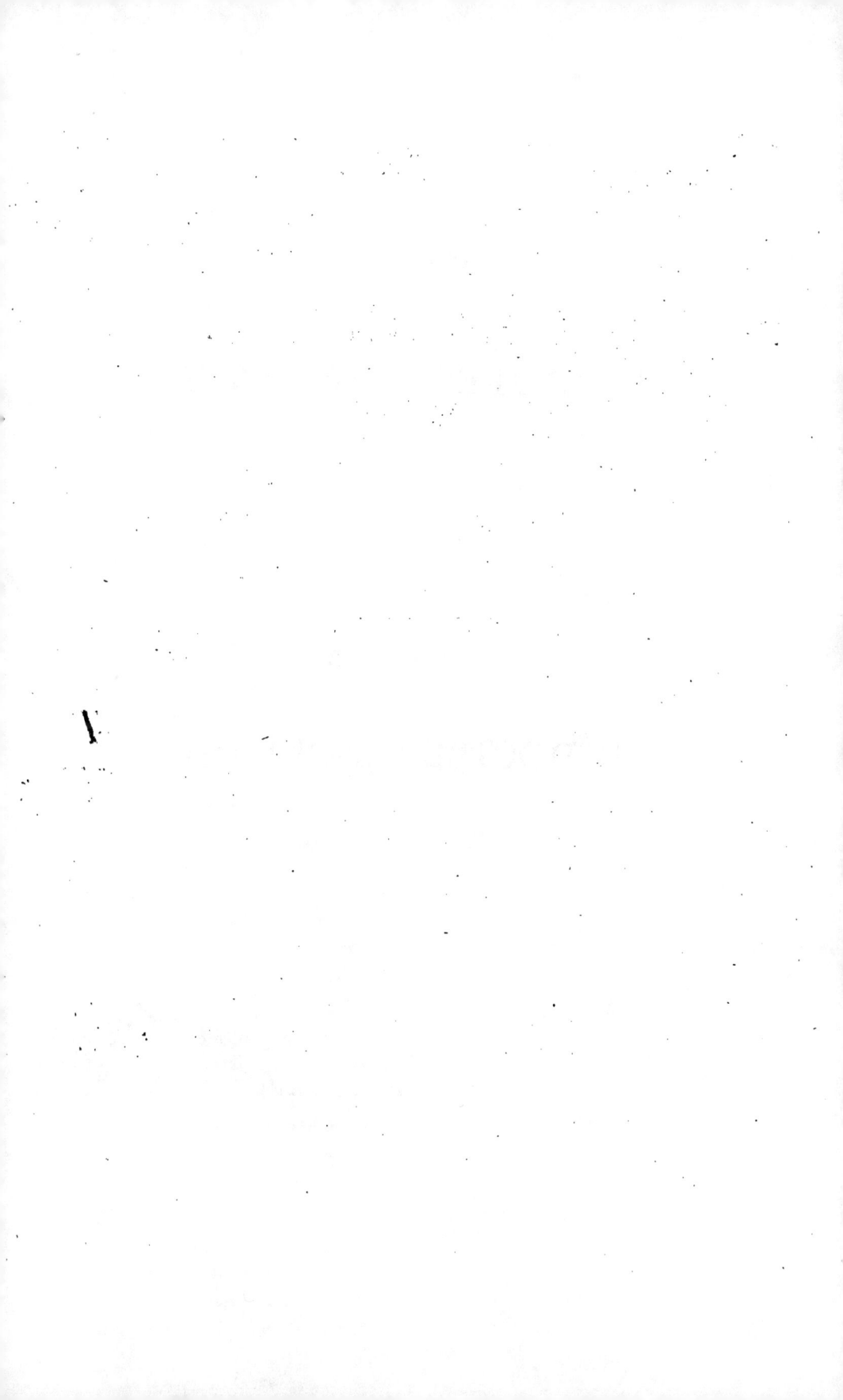

A MONSIEUR

LE PROFESSEUR PINEL.

A MONSIEUR

LE DOCTEUR ESQUIROL.

Hyacinthe ANCEAUME.

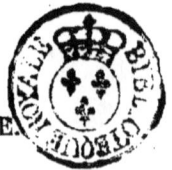

RÉFLEXIONS PRÉLIMINAIRES.

~~~~~~~~~~~~~~~~~~~~~~

Aprés avoir étudié l'homme dans ses rapports purement matériels, il ne me restait plus, pour compléter
mes études médicales, qu'à porter mes recherches dans
ses facultés intellectuelles et morales.

Mais de même que, pour arriver à la connaissance des
maladies du corps humain, il avait été nécessaire que
j'analysasse ses organes et ses fonctions organiques dans
l'état sain, de même aussi, pour me livrer avec fruit à
l'étude des maladies mentales, j'ai eu besoin de m'é-
clairer des lumières de l'idéologie de l'homme jouissant
de la plénitude des facultés de son esprit.

C'est donc par l'étude métaphysique de l'homme considéré en santé et en maladie que j'ai cru devoir terminer le cours de ma vie scolastique médicale.

Cette étude, loin d'être oiseuse, comme beaucoup de
personnes le prétendent, est absolument nécessaire à
celui qui veut embrasser la médecine dans toutes ses
parties et l'exercer avec honneur : et d'ailleurs elle offre
à notre esprit un intérêt et un charme si puissans !

On aime à descendre dans le sanctuaire de la pensée,
pour apprendre à connaître la raison de l'homme : et
lors même que l'homme raisonnable n'existe plus, l'œil
philosophique trouve encore à s'instruire en contem-

plant ses tristes débris encore vivans, cette enveloppe grossière que meut à peine un instinct machinal. Quel grand sujet de réflexions lorsqu'on compare cet être purement matériel à ce même être dont naguère l'intelligence sublime planait sur la nature entière! Combien, entre ces deux extrêmes, ne rencontre-t-on pas d'intermédiaires, de nuances si peu sensibles et tellement insaisissables, que ce n'est pas sans raison qu'un célèbre poëte anglais, le chantre élégiaque des *Nuits,* a dit que l'univers est un vaste hôpital de fous! En effet, suivant cette manière de voir et de juger, les hommes que l'on a coutume d'appeler sages ne sont que des hommes moins fous que les autres:

> Tous les hommes sont fous, et, malgré tous leurs soins,
> Ne diffèrent entre eux que du plus ou du moins.
>
> BOILEAU, sat. 4.

Mais si la nature n'a point établi de divisions tranchées dans les hommes, considérés quant à leurs facultés intellectuelles et morales, la science a les siennes.

Ces divisions, qui ne sont que des abstractions plus ou moins arbitraires, étaient indispensables à établir; elles sont à celui qui étudie ce qu'est la boussole au pilote.

Ainsi les médecins les plus habiles de nos jours comprennent, sous le titre générique d'*insensés,* les hommes qui sont privés, congénitalement ou accidentellement, de toutes leurs facultés mentales, de plusieurs d'entre elles, ou même d'une seulement.

Ces insensés ont été rangés sous quatre séries principales.

1.° Les *mélancoliques* (1), dont le délire, ordinairement tranquille, ne roule que sur une seule idée ou sur
un petit nombre d'idées déterminées, avec libre exercice
de la raison sur tous les objets qui ne s'y rapportent pas.

2.° Les *maniaques* (2), chez lesquels le délire s'étend
indistinctement à toutes sortes d'objets, est accompagné
d'excitation plus ou moins grande et souvent même de
fureur.

3.° Les *hommes en démence* (3), en qui la faculté d'association des idées est perdue ou très-affaiblie, et dont,
par conséquent, les propos sont incohérens, composés
de mots, de phrases sans suite et qui n'ont entre eux
aucun rapport, aucune liaison.

_____

(1) Μελαγχολικοι des Grecs; mot composé de μελας, *noir*, et de χολη ou χολα,
bile, parce que les Grecs faisaient dépendre les maladies de l'âme, et surtout
celles avec tristesse, d'une dépravation de la bile, qu'ils supposaient avoir pris
une couleur noire.

M. le professeur *Pinel*, qui, le premier en France, a fait un traité régulier et
complet sur les maladies mentales, et en a fixé le langage, s'est éloigné de
l'acception étymologique et généralement reçue du mot *mélancolie*, en com-
prenant sous cette dénomination tous les délires partiels, tant ceux qui portent
un caractère de tristesse et de concentration, que ceux qui sont marqués par
une grande hilarité et une grande expansion de sentimens d'orgueil. Nous
n'adoptons point cette extension de signification du mot *mélancolie*; nous ne
donnons ce nom qu'au délire exclusif avec douleur morale.

(2) Μανιακοι, de μαινομαι, *je suis furieux*.

(3) Ανοοι des Grecs, d'α *privatif* et de νοος *mens* des Latins, d'où ceux-ci ont
fait *amentes*, *dementes*.

4.° Les *idiots* (1), qui sont des individus privés ou presque entièrement privés de toutes les facultés intellectuelles et morales propres à l'homme en général.

Après m'être appliqué à la connaissance de ces quatre espèces de *vésanies* et des autres *névroses,* j'ai, par une sorte de prédilection particulière, concentré mes recherches sur la mélancolie (je parle toujours de la mélancolie suivant l'idée que j'ai déclaré, dans la note précédente, attacher à ce mot).

La mélancolie est, de toutes les maladies de l'esprit, celle qui a le plus exercé la plume des médecins, des philosophes, des poëtes même de tous les âges; et malgré le grand nombre d'écrits que nous possédons sur cette partie de la médecine, aucun ne m'a paru satisfaisant.

C'est l'espoir, peut-être ambitieux et chimérique, d'en parler plus exactement et plus complètement qu'on ne l'a fait jusqu'à présent, joint à l'attrait qu'a toujours eu pour moi un tel sujet, qui m'a déterminé à composer cette monographie.

Cet attrait néanmoins a souvent été accompagné de bien des ennuis, des dégoûts et des fatigues. Combien de fois n'ai-je pas été rebuté en fouillant, dans de vastes *in-folio* poudreux et vermoulus, les vieilles doctrines des médecins des siècles passés, leurs systèmes humoriques si ridicules aujourd'hui, et si fastidieux à étudier,

---

(1) Ἰδιώτης, d'ἴδιος *proprius,* *privativus :* c'est-à-dire qui ne jouit que de la vie intérieure ; qui est privé de la vie de relation, de la faculté de communiquer avec ses semblables.

surtout quand il faut les aller puiser dans des éditions gothiques, presque illisibles, et d'une latinité barbare!

Nous avons rejeté les distinctions de la mélancolie en *espèces* et en *variétés* admises par la plupart des auteurs, d'après l'objet du délire, parce que, suivant ce plan, les espèces ou variétés de la mélancolie seraient presque aussi nombreuses que les objets de la nature. Cependant il serait bon que, lorsqu'on traite de la mélancolie, on distinguât la mélancolie avec *aliénation* de celle qui existe sans *aliénation*. Cette distinction n'a pas encore été faite par aucun auteur que je sache. J'ai moi-même négligé de la faire, entraîné par l'imposante autorité des écrivains modernes les plus célèbres, qui paraissent n'y avoir attaché aucune importance (1).

Des amis, à qui j'ai communiqué plusieurs fragmens de cette monographie encore manuscrite, m'ont fait craindre que quelques-unes des idées qui ont trait à la religion ne soient blâmées. S'il en arrivait ainsi, maintenant que j'ai fait la plupart des corrections et suppressions qui m'ont été indiquées par ces amis officieux et prudens, ce ne serait que de la part de ces personnes pour qui tout est sacré dès qu'il est enrôlé sous les auspices de la religion. J'espère, en revanche, être absous par les hommes éclairés et libres du joug des préjugés.

Est-on coupable pour s'élever contre les erreurs qui

(1) Cette distinction toutefois n'eût rien changé au fond du sujet ; elle eût seulement donné lieu à quelques modifications dans le plan qui est adopté.

dégradent la religion et ont été si fatales à la raison, à la liberté, et même à la vie des hommes?

La religion, j'aime à me le persuader, n'eût point produit ces malheurs si elle n'eût été falsifiée dans la coupe empoisonnée des passions : comme l'a dit l'illustre abbé *Delille* :

Un vase impur aigrit la meilleure liqueur.

En un mot, ce n'est point la religion que j'ai attaquée, mais les superstitions et les abus au milieu desquels elle est comme étouffée : en les signalant, j'ai cru servir la religion et la raison. « Il est bon, dit un savant prélat, de dérouler ces archives du fanatisme, et de montrer à la raison ses naufrages, pour la prémunir contre les écueils. » (Histoire des sectes religieuses , etc. , par M. *Grégoire*, ancien évêque de Blois , membre de l'Institut. Paris, 1814, 2 vol. in-8°.)

DE
LA MÉLANCOLIE.

ESQUISSE HISTORIQUE DE LA MÉLANCOLIE.

1.° *Premières époques de la connaissance de cette maladie.*

Dès les siècles les plus reculés dont l'histoire fasse mention, on trouve déjà l'homme aux prises avec les tourmens de la mélancolie.

Le premier fils d'Adam, dévoré d'envie contre son frère Abel; desséché par la haine mortelle que cette passion nourrissait dans son cœur; sans cesse occupé de l'idée de se défaire de ce frère qui lui portait ombrage par l'éclat de ses vertus; méditant dans la solitude son homicide projet; assouvissant enfin sa fureur meurtrière; puis, prenant la fuite à travers les campagnes, poursuivi jusqu'au fond des bois par ses remords;

> Solitaire, il parcourt les bois vastes et sombres,
> Et cache ses remords dans l'épaisseur des ombres.
>
> (*Gilbert*, Mort d'Abel.)

Traînant dans les déserts une vie misérable, fugitive et vagabonde; toujours assiégé par l'effroyable image de sa victime ensanglantée; Caïn, le fratricide Caïn, n'offre-t-il pas un exemple terrible de la plus profonde et de la plus noire mélancolie?

Dans des temps moins anciens, mais néanmoins fort éloignés de nous, le malheureux fils d'Agamemnon, Oreste, après son parricide, sans cesse tourmenté par les Furies et l'ombre en courroux de sa mère qu'il voyait toujours devant lui pour le punir de son crime, n'était-il pas aussi atteint d'un vrai délire mélancolique?

Les temples dédiés à Saturne pour la guérison des mélancoliques,
dans les âges de splendeur de l'ancienne Égypte, prouvent que,
chez les peuples antiques de cette belle contrée , la mélancolie
n'était pas ignorée.

Ces faits et bien d'autres que nous pourrions citer ne permettent
pas de douter que la mélancolie ne soit une des premières maladies
qui aient affligé notre espèce ; et d'ailleurs , les passions et la douleur
étant inhérentes à l'existence de l'homme , l'homme ne doit-il pas
apporter avec la vie le germe de la mélancolie ?

> .... L'homme avec la vie a reçu la douleur :
> Son front porte en naissant l'empreinte du malheur.
>
> (Essai sur la médecine du cœur , par M. A. *Petit de*
> Lyon , 4ᵉ épître à Forlis , de *la douleur.*)

2.° *Doctrines des médecins anciens et modernes sur la mélancolie.*

On ne trouve dans les écrits des anciens médecins, et même dans
ceux des modernes , jusque vers la fin du dernier siècle , aucune
description exacte ni complète de la mélancolie : leurs ouvrages
n'offrent sur ce sujet que des données très-générales ou des histoires particulières et isolées qui sont loin de fournir un ensemble
de connaissances assez étendu pour embrasser tout ce qui a trait à
ce genre de vésanie. En outre , la plupart des auteurs, ayant négligé
la méthode de l'analyse dans l'étude des maladies , n'ont laissé sur
les névroses et principalement sur celles qui ont leur siége au cerveau , que des idées inexactes et confuses.

Nous verrons , en passant en revue les définitions et les caractères
donnés à la mélancolie par les écrivains des siècles passés , jusqu'à
la nouvelle ère médicale commencée par M. le professeur *Pinel*, que
ces définitions et ces caractères sont tous plus ou moins défectueux ,
cette maladie n'ayant point encore été étudiée avec assez de soin ,
ou son étude ayant été embarrassée par les faux systèmes , les théories
absurdes qui ont régné en médecine dès la plus haute antiquité,
surtout depuis *Galien.*

Hippocrate , le premier des médecins dont les écrits soient parvenus jusqu'à nous, assigne à la mélancolie, comme caractères distinctifs, la crainte et la tristesse prolongées (1) : mais ces deux symptômes, se rencontrant à un plus ou moins haut dégré dans toutes ou dans presque toutes les maladies, ne peuvent servir seuls à faire distinguer la mélancolie des autres affections. Au reste, *Hippocrate* ne nous a transmis que très-peu de chose sur cette espèce de *vésanie :* quelques notions relatives aux états de l'atmosphère et à l'usage des alimens les plus propres à la développer ; quelques préceptes sur l'emploi des purgatifs et sur l'administration de l'ellébore dans son traitement ; son prognostic dans les cas de complication de cette maladie avec les hémorrhoïdes ou les varices, sont, à peu près, tout ce que j'ai rencontré dans les écrits de ce grand médecin.

Arétée , digne émule du père de la médecine, définit la mélancolie : *animi angor in unâ cogitatione defixus atque inhærens absque febre* (2). Cette définition est la moins imparfaite qui ait été donnée jusqu'à nos jours ; le défaut qu'elle présente, qu'aucun médecin n'a évité, c'est d'établir comme règle invariable (car les règles d'une bonne définition doivent être invariables) que le délire mélancolique est constamment unique : or, en y faisant bien attention, on observe que la mélancolie est quelquefois produite et entretenue par plusieurs idées distinctes et indépendantes les unes des autres. En effet, qu'y a-t-il de surprenant que plusieurs événemens malheureux coïncidans, tels que la perte d'un parent qui était cher, un renversement de fortune, un amour près d'être satisfait déchu de ses espérances, deviennent en même temps causes et objets du délire mélancolique?

Arétée ne donnait pas autant d'extension que les médecins actuels

---

(1) Ἦν φόϐος καὶ δυσθυμίη παλὺν χρόνον διατελίη, μελαγχολικὸν τὸ τοιῦτον. (Ἱπποκρατους και ἀφορισμοί· τμημα εκτον, κγ.)

(2) *Aretæi Cappadocis* de causis et signis acutorum et diuturnorum morborum. Lib. 1, cap. 5, de Melancholiâ.

au mot *mélancolie*, car, dès que cette maladie était accompagnée de fureur, c'était pour lui de la manie; et, comme il avait dû souvent remarquer chez les mélancoliques ces accès de fureur, qui en effet sont très-fréquens, il en a conclu que la mélancolie n'était que le premier dégré de la manie qu'il assimile-à ce que les Latins appelaient *furor*. Mais il est évident que l'état calme ou furieux du délire ne peut servir de base aux distinctions de ses diverses espèces, puisque du délire le plus tranquille au délire le plus violent, il y a une infinité d'états intermédiaires, de nuances qui se confondent et ne laissent entre elles aucune ligne de démarcation. Et d'ailleurs, pourquoi la mélancolie n'aurait-elle pas sa colère comme la manie, la démence, et même l'idiotisme ? Ainsi, la fureur, se rencontrant avec la mélancolie, ne doit être considérée que comme un simple incident si elle est passagère, ou tout au plus ne constituer qu'une variété de cette maladie si elle est continue.

Sous le titre περὶ μανίης, *Arétée* s'occupe encore assez au long du délire mélancolique : il en cite même plusieurs exemples très-singuliers. Il parle aussi de ces erreurs de l'imagination que les malades en délire ont coutume de rapporter à quelqu'un de leurs sens. Il distingue de la manie en général une espèce particulière de manie qui n'est que la mélancolie superstitieuse des auteurs modernes.

Cet illustre médecin disserte fort longuement, et à la manière du temps où il vivait, sur la thérapeutique chirurgicale et surtout pharmaceutique de la mélancolie; mais on ne trouve rien sur le trai tement mental de cette maladie : sans doute que cette partie de ses œuvres aura été dévorée par le temps (1).

_____

(1) On en peut dire autant du traitement de la manie, qui manque entièrerement, et de la description de la phrénésie, dont on ne trouve que la thérapeutique. On doit éprouver de vifs regrets d'être privé du traitement mental de la manie et de la mélancolie quand on lit les ingénieux moyens que l'auteur prescrit d'employer pour charmer les sens et l'imagination des phrénétiques et les exciter au sommeil. (De morborum acutorum curatione lib. 1, cap. 1, curatio phreneticorum. Edidit *Haller*.)

Galien, parlant du tempérament mélancolique, le définit par ses causes, qui, selon lui, sont un excès de *siccité* et de *frigidité : non obliviscamur pituitosos nominari eos. . . . . melancholicos verò, in quibus siccitas aque frigiditas dominantur* (1). Cette définition, si c'en est une, n'a pas besoin d'être commentée pour que le ridicule qu'elle présente soit senti; mais elle se trouvait accommodée au système humoral de l'auteur, qui, comme le savent les médecins, attribuait toutes les maladies internes, soit à un défaut ou à un excès dans la quantité ou dans la température des humeurs, soit à un vice ou à une altération dans leur composition. Les autres caractères physiques par lesquels *Galien* désigne ce tempérament sont très-exacts et se rencontrent dans les mélancolies constitutionnelles les plus prononcées : tels sont la maigreur générale du corps, la noirceur et la pilosité de la peau, la largeur des veines sous-cutanées.

Galien admet trois espèces de mélancolies : l'une universelle, lorsque *le sang mélancolique* est répandu dans toutes les veines du corps; l'autre partielle, dépendante de la *viciation* du sang du cerveau; et la troisième, qu'il appelle *morbus comitialis*, et que quelques-uns nomment, comme il le dit, *morbus hypochondriacus flatuosus*, existant dans le *ventricule*. Il cite encore, d'après *Dioclès*, une autre espèce de mélancolie qui ne diffère nullement de cette dernière, et dont les symptômes sont les mêmes que ceux de l'hypocondrie.

On voit, par ces distinctions, que *Galien* considérait l'épilepsie et l'hypocondrie comme des espèces particulières de la mélancolie.

Sous le titre de *mélancolie*, *Cœlius Aurelianus* décrit l'hypocondrie; et il en trace les symptômes avec une exactitude et une vigueur de pinceau difficiles à surpasser. (CÆLII AURELIANI *Siccensis Chronion* lib. 1. cap. vj, *de melancholiâ*).

C'est au chapitre de la manie que *Cœlius* traite de la mélancolie.

---

(1) *Galenus.* (De locis affectis, lib. 3, cap. 7; de melancholiâ, p. 18. Viennæ 1626.)

Il rapporte l'opinion des médecins les plus célèbres de l'antiquité sur la nature du délire, et définit ainsi la mélancolie : *est autem insania sive furor nunc jugis, nunc temporis interjecti levigatus, efficiens ut ægri nunc non meminerint sui laboris, nunc oblivionem sciant suam, et nunc omnium sensuum alienatione vexentur falsitate possessi, nec aliarum specierum errore fallantur.*

Il cite plusieurs exemples très-curieux de délire solitaire, et en expose avec habileté les causes et le traitement.

Il veut qu'on enferme les aliénés dans un lieu médiocrement éclairé et chaud, éloigné de toute espèce de bruit ; qu'on n'y voie aucune peinture sur les murailles ; qu'il n'y existe point de fenêtres basses ; que ces endroits ne soient point élevés au-dessus du sol, de crainte que les malades, dans leurs accès de fureur, ne se précipitent : il ordonne de placer leur lit de telle sorte qu'ils ne puissent être excités par la présence des personnes qui entrent : il recommande de se servir de liens de laine pour les maintenir, quand on y est forcé, et de ne le faire qu'avec douceur et sans leur causer de douleur. Si les malades éprouvent des veilles continues, il conseille l'exercice et le bruit monotone que fait l'eau en tombant goutte à goutte, les chants, des instrumens sur divers tons appropriés aux divers caractères du délire. Il examine avec sagesse les avantages et les désavantages des plaisirs de l'amour pour ceux qui sont en délire, et finit par les proscrire entièrement.

Cœlius Aurelianus, rendons-lui cet hommage, se distingue, entre les anciens écrivains, par la justesse et la perspicacité de ses idées dans l'histoire des aliénations mentales, surtout dans l'exposition de leurs causes et de leur traitement. On regrette que ce médecin habile ait confondu ensemble la manie, la mélancolie et les autres délires partiels.

Celse, médecin de la secte éclectique, et particulièrement attaché à la doctrine d'*Hippocrate* dont il nous a transmis les sages préceptes, dans sa langue, avec une pureté et une élégance de style dignes du beau siècle où il vivait ; *Celse,* adoptant à peu près la même opinion que le patriarche de la médecine sur la mélancolie, fait consister cette maladie dans une tristesse produite par l'atrabile (1).

Cet auteur admet trois genres de folie : l'un avec exaltation et accompagné d'allucination de la vue, d'hilarité ou de tristesse, est appelé *phrénésie*, φρενίτιν des Grecs. L'autre est distingué par une durée plus longue, par une tristesse qui commence presque sans fièvre et finit par produire quelques légers mouvemens fébriles. Ce second genre, auquel il ne donne point de nom, paraît se rapporter plus particulièrement à la mélancolie simple : enfin le troisième genre, d'un caractère plus persévérant que les deux autres, se partage en deux espèces; dans la première, les malades sont induits en erreur par de vaines images, comme les fables des poëtes nous représentent Oreste et Ajax ; dans la seconde, il y a altération des fonctions de l'esprit, indépendante de fausses perceptions d'objets.

C'est surtout par son habileté à pénétrer les desseins des aliénés et à les faire échouer, par la sagesse des conseils qu'il donne pour les conduire à la guérison, que *Celse* fait briller son esprit et sa sagacité : cependant nous montrerons, quand nous parlerons du traitement, qu'il ne faut pas suivre en aveugle tous ses préceptes.

Aétius, sous le titre *de Ictero seu morbo arcquato*, fait l'exposition de symptômes qui appartiennent au tempérament mélancolique et à l'hypocondrie. (Aetii *Antiocheni vel Amidemi*, tom. 2, sermo 10, cap. 17.)

Il traite en particulier de ce délire qui fait croire que l'on est transformé en chien, en loup, et il l'appelle *insania lupina aut canina*. Il prétend que c'est au mois de février que se manifeste cette sorte de *zoanthropie*.

L'auteur des *Tétrabibles* établit une comparaison fort ridicule pour rendre raison du caractère craintif des mélancoliques : de même,

----

(1) « Ea (insania) consistit in tristitiâ quam videtur bilis atra contrahere. » (*Cornelii Celsi* de Re medicâ. Lib. 3, cap. 2, sect. 7, p. 180, edente *Pariset.*)

dit-il, que de profondes ténèbres jettent la frayeur dans l'esprit des enfans, de même aussi, la couleur sombre de l'atrabile, semblable à d'épaisses ombres, obscurcissant le siége de la raison, produit la crainte (*Tetrabibli secundæ* sermo secundus, cap. 9.)

Nous ne nous étendrons pas davantage sur les écrits d'*Aetius*, dans lesquels on ne trouve presque que des compilations des auteurs qui l'ont précédé.

Alexandre de Tralles, très-attaché aux théories de *Galien*, assigne à la mélancolie les mêmes caractères physiques et les mêmes causes. Il la divise aussi en trois espèces : la première renferme deux variétés. Il indique pour chaque espèce et chaque variété un traitement particulier et très-actif fondé sur de vaines hypothèses de *bile corrodante, de sang compacte et poisseux*, qu'il faut *corriger ou évacuer*, etc. Il fait connaître la composition et le mode d'administration des bols faits avec la pierre d'Arménie, qu'il préfère à l'ellébore blanc dans le traitement de la mélancolie.

Cet écrivain, très-estimable cependant sous tant d'autres rapports, nous a transmis plusieurs exemples fort singuliers de délires mélancoliques de la plupart desquels il a été témoin et que nous ferons connaître ailleurs. (ALEXANDRI TRALLIANI *de arte medicâ*, lib. 1, cap. 17, *de melancholiâ*.)

Paul d'Egine, non moins imbu du système de *Galien* que le précédent, définit la mélancolie un délire sans fièvre produit par le transport de l'atrabile au cerveau, soit primitivement, soit par un effet de la pléthore atrabilaire de toute l'économie (1). Les symptômes qu'il lui attribue sont ceux de l'hypocondrie : ensuite, paraissant disposer à son gré des qualités de la bile, il trouve, dans la

(1) « Melancholia delirium quoddam est citra febrem, ex atrabiliario humore, qui mentem occupavit maximè oriens, quandoquè ipso cerebro primario affecto, quandoquè unà cum toto corpore permutato..... » (*Pauli Ægineti* opera, lib. 3, cap. 14.)

transformation de cette humeur en atrabile par un excès de coction,
la cause de la manie.

On rencontre aussi quelques détails sur la mélancolie dans les ouvrages des médecins arabes.

Avicenne, le plus célèbre de tous, s'est occupé longuement de
cette maladie ainsi que des autres sortes de délire ; mais ce qu'il
en a dit n'est guère qu'un mélange des principales doctrines des anciens médecins grecs et latins, qu'une répétition de ce que les plus
renommés d'entre eux ont laissé de plus important sur cette matière
(AVICENNÆ *opera,* 1 pars, lib. 3, fen. 1, tract. 4, cap. 15 usque ad 19.)
Cependant le docte *Avicenne* a entièrement négligé le traitement mental des aliénés, chose étonnante pour un médecin qui
paraît avoir été très-versé dans la métaphysique.

Avicenne, parmi les espèces infinies de mélancolie qu'il admet,
espèces aussi nombreuses que les causes capables de la produire,
Avicenne, dis-je, décrit en particulier une forme fort étrange de
délire qu'il considère aussi comme une espèce de mélancolie à laquelle il donne le nom de *cutubut* (1) (AVICENNÆ *opera.* cap. 20,
pag. 479).

Ceux qui en sont affectés fuient la société des vivans, recherchent
les morts et les tombeaux : ils ne sortent que la nuit et se tiennent
cachés pendant le jour ; ils marchent et courent sans savoir où ils
vont, et sans s'arrêter plus d'une heure dans le même endroit.

Cette aberration de l'esprit a beaucoup d'analogie avec la *lycanthropie* : elle survient, comme l'a dit *Aetius* de cette dernière,
principalement dans le mois de février. Le *cutubut* et la *lycanthropie*
ne seraient-ils qu'une même maladie (2) ?

---

(1) Cutubut, petit animal qui court sans cesse à la surface de l'eau.

(2) La mélancolie errabonde de *Sauvages* ressemble aussi beaucoup au
cutubut.

Le docteur *Esquirol* m'a dit avoir observé plusieurs exemples de ce singulier
délire, lesquels sont comparables à ceux rapportés par *Sauvages*.

(20)

Rhazès, le plus recommandable des médecins arabes après le précédent, a peu écrit sur les maladies mentales.

Il prétend que la mélancolie provient d'une grande quantité de bile noire qui de la rate reflue dans l'estomac. (RHASIS *opera*, t. 1, lib. 1, tractatus 9, *de cogitatione melancholicâ.*)

Fernel, médecin du 16.ᵐᵉ siècle, considère, avec *Hippocrate*, la crainte et la tristesse comme les signes principaux de la mélancolie, auxquels il joint l'aberration de la raison sans préciser le caractère du délire (1). Mêmes théories que celles de *Galien* sur la cause de la mélancolie ; mêmes distinctions dans les espèces, qu'il divise en *hypocondriaque*, en *primitive* et en *universelle*, suivant que l'*humeur noire et bourbeuse* a son siége dans la rate ou dans les parties voisines, dans le cerveau, ou qu'elle est répandue dans toutes les veines du corps.

Ces divisions ne regardent que la mélancolie proprement dite, non la manie (2) et la *lycanthropie* que l'auteur considère encore comme des formes particulières de la mélancolie.

Les médecins ont de tout temps bien vaguement et bien fastidieusement discouru sur les propriétés, espèces, variétés de la bile, cette humeur favorite à laquelle ils ont fait jouer un si grand rôle dans la mélancolie ; mais aucun écrivain que je sache n'a autant que *Fernel* exercé sur elle son imagination vagabonde.

Cet auteur admet trois espèces primitives de bile, deux sous-espèces, quatre variétés, et enfin une dernière espèce, qui provient d'un certain degré *d'ustion* des précédentes et qui constitue la fameuse *atrabile*. (Voy. le ch. 9, p. 96 de l'ouvrage précité.)

---

(1) « Melancholia mentis alienatio, quâ laborantes vel cogitant, vel loquuntur, vel efficiunt absurda longèque à ratione et consilio abhorrentia, eaque omnia cum metu et mœstitiâ, quæ duo *Hippocrates* indubitata melancholiæ signa constituit. » (*Joannis Fernelii* Ambiani Galliarum archiatri universa medicina, cap. 13, p. 403 ; *de Morbis cerebri.* Genevæ 1680.)

(2) La manie n'était pour *Fernel* qu'un délire avec fureur. (*Voy.* l'article d'*Arétée*, p. 13.)

Montanus ou *Monti* (*J. B.*) , célèbre médecin de Verone, défère au sentiment de *Galien* sur la nature de la mélancolie et sur les causes humorales d'où il la fait dépendre ; mais il n'en admet que deux espèces : celle qui a son siége au cerveau, et celle qui affecte toute l'économie. Quant à l'hypocondrie, il la regarde comme une maladie d'un genre particulier qui n'a de rapport avec la mélancolie qu'en se compliquant avec elle. Les théories par lesquelles il prétend démontrer la cause de cette complication sont tout-à-fait hypothétiques et ridicules. Il n'est pas plus heureux lorsqu'il veut rendre raison des longues intermittences de la mélancolie hypocondriaque. Je crois inutile de rapporter tous ces ennuyeux systèmes qui répugnent si fort aux lois de la vraie, de la saine physiologie (J. B. MONTANI *Consultationes medicinales*, t. 1. consult. 72 ; *Melanch. hypochond.*—t. 2. consult. 146. *de Melanch. hypoch.* etc. consult. 149).

Mercatus ou *Mercado*, médecin des rois d'Espagne Philippe II et Philippe III, après avoir très-longuement disserté sur le siége de la sécrétion de la bile, qu'il déplace du foie, en invoquant à son appui l'autorité de *Galien* et d'*Aristote*, passe à l'histoire de l'humeur mélancolique, qu'il range, avec *Hippocrate*, au nombre des quatre humeurs du corps ; puis, s'occupant de la mélancolie, il se borne à en établir trois divisions semblables à celles de *Galien*, et ne dit rien du caractère propre de cette maladie (LUDOV. MERCATI *opera* (Francofurti 1620), vol. 1, lib. 1. pars III, cl. IV. art. 1. quæst. 80, et cl. V, art. 1, quæst. 89, — vol. II. lib. 1. pag 93: *de Melancholiâ.*)

Michaelis de Heredia, adoptant l'opinion de *Galien* sur la nature sèche et froide du tempérament mélancolique, lui est d'un avis opposé sur un des caractères physiques de ce tempérament, l'état des veines, parce que, dit-il, le froid condensant les tissus, les vaisseaux des mélancoliques doivent être moins dilatés que ceux des autres personnes. Cet auteur pense avec raison , contre le sentiment d'*Hippocrate*, que la crainte et la tristesse ne constituent point seules la mélancolie, qu'il faut qu'il y ait encore lésion des facultés intellectuelles.

(PETRI MICHAELIS DE HEREDIA *opera medica,* om. 1, pars 1, fen. 1, lib. 4; tract. 2, cap. 8 et tom. 2 ; disput. 2, *de Melanchol. Hypochond,* cap. 1.)

Forestus donne pour caractère de la mélancolie les mêmes symptômes qui lui sont assignés par *Michaelis.* Il rapporte plusieurs observations très curieuses de mélancolie dont deux, entre autres, fort remarquables : la première est une *démonomanie* déterminée par un excès de honte, chez un théologien d'une constitution mélancolique (1); la seconde fut produite par la misère, par des chagrins domestiques, des excès d'études, chez deux jeunes frères qui succombèrent à cette funeste maladie, l'un en se laissant mourir de faim, l'autre en se précipitant dans un puits (PETRI FORESTI ALCMARIANI *observationum et curationum medicinalium et chirurgicarum omnia opera.* 2 vol. in-fol. Rothomagi 1683.)

Bartholomæus Perdulcis ne s'occupe que des causes de la melancolie, qu'il distingue en *externes* et en *internes* : les externes dépendent, les unes de l'usage de certains alimens qu'il indique et dont *Hippocrate, Oribase* et autres avaient donné la liste avant lui ; les autres des soucis, des chagrins, de la jalousie, des veilles, etc. (celles-ci, qu'il met au second rang, eussent bien dû, ce me semble, être indiquées les premières, comme les plus puissantes) : les causes internes sont, la suppression de certaines hémorrhagies habituelles, déjà signalées par la plupart des médecins depuis *Hippocrate,* et ce qu'il appelle si ridiculement *l'intempérie froide ou chaude du foie, du cœur, ou de tout le corps.*

Perdulcis, payant aussi son tribut à la superstition, croit très-fortement que le *diable* entre quelquefois dans nos corps pour y exercer ses maléfices infernaux et produire la maladie qu'il désigne sous le nom de *mania dœmoniaca :* il conseille de l'expugner par le secours des invincibles armes de l'église catholique. (BARTHOLOMÆUS PERDULCIS, *de Morbis animi,* cap. 4 : *de Melancholiá,* et cap. 8, *de Maniá dœmoniacá.* Paris 1639.)

_____

(1) *Voy.* un extrait de cette observation, p. 62.

Prosper Alpin rapporte qu'il y a beaucoup de mélancoliques en Egypte : les signes physiques et moraux par lesquels il les dépeint sont bien en effet ceux qui caractérisent le tempérament mélancolique (1). Il se montre très-judicieux dans l'indication des causes de la mélancolie qui existe dans cette contrée. Il vante les effets de l'*opium* dans le traitement de cette maladie : il fait connaître les inconvéniens qui peuvent résulter de son usage prolongé; mais il prouve aussi, par trois observations qu'il cite, que son emploi, même habituel, peut être sans danger et quelquefois même nécessaire à l'entretien de la santé (2).

D. Sennert., après avoir successivement approuvé, défendu, commenté la définition que donne *Arétée.* de la mélancolie, la reproduit avec quelques modifications qui ne font que l'embrouiller par l'adoption qu'il fait de je ne sais quelles explications bizarres fondées sur une prétendue disposition *occulte ou ténébreuse des esprits animaux*, vaines théories subtiles empruntées à l'esprit de système qui régnait alors. Il répète ailleurs ce qui a déjà été dit sur la nature de la *bile*, de l'*atrabile*, et de l'*humeur mélancolique*. Dans un autre endroit, il s'élève contre la puissance attribuée aux *philtres*, de faire naître l'amour, même malgré l'indifférence ou la répugnance des personnes de qui on veut être aimé. (DAN. SENNERTI *opera.* Lugduni 1650, tom. 2, cap. 8; *de Melancholiâ in genere*, etc. page 582.) (DANIELIS SENNERTI *opera.* Lugduni 1646, lib. 2, pars 2, cap. 6; *de Melancholiâ*, caput 20; *de febre quartanâ intermittente; melancholiæ differentia*, pars 3, sect. 2, cap. 4, *an philtris amor induci possit?*)

Zacutus Lusitanus n'a point tracé le caractère général de la mélancolie, mais il a transmis plusieurs observations plus ou moins curieuses de cette maladie, qu'il a extraites d'auteurs célèbres ou dont il a été

(1) *Voyez* ce passage de l'auteur, aux causes de la mélancolie : *Religions.*
(2) *Prosperi Alpini* de mediciâ Ægyptiorum. De morbis Ægyptiis familiaribus, deque ipsorum causis, lib. 1, cap. 14. De medicamentis ab Ægyptiis animi gratiâ usitatis, etc., lib. 4, cap. 2.

lui-même témoin : nous aurons occasion, dans le cours de cette
monographie, d'en citer quelques-unes ainsi que les moyens de
guérison qui ont si admirablement réussi dans ces différens cas,
(*Zacuti Lusitani de medicorum principum historiâ*. Lugduni 1642,
Praxis historiarum. De praxi medicâ admirandâ).

Lazarre Rivière a consigné dans ses écrits plusieurs histoires intéressantes de mélancolie, d'hypocondrie, d'hystérie, simples ou
compliquées entre elles ou avec d'autres maladies. Il en rapporte une
entre autres qui prouve tout à la fois l'ignorance, l'empirisme et
la barbarie de la médecine : il s'agit, dans cette observation, d'un
jeune homme, que, pour guérir d'un délire *maniaque*, on eut la
cruauté de soumettre à la castration. Cet infortuné ne récupéra sa
raison que pour sentir la douleur de la perte qu'il avait faite, et la
honte de se voir ainsi dégradé de son sexe; et finit par tomber dans
un délire mille fois pire que le premier, dans une profonde et incurable mélancolie (*Lazari Rivierii Observationes medicæ et curationes
insignes. Observationes communicatæ*).

Le cimetière de *Bonnet* nous offre des détails anatomiques très-
exacts sur un grand nombre d'ouvertures de cadavres d'aliénés; mais,
ces détails perdent beaucoup de leur utilité par le défaut de précision
dans les observations auxquelles ils appartiennent : nous exposerons
en son lieu le résultat général de ces inspections anatomiques (Theo-
philli Boneti *Sepulchretum sive anatomica practica*. J. J. Mangetto
edente Lugduni, 1700).

Sydenham, dans une de ses dissertations épistolaires, compare
l'hysterie chez les femmes à l'hypocondrie chez les hommes. Il fait
une peinture très-éloquente et vraiment déchirante des tourmens
qui torturent l'existence des infortunés en proie aux souffrances de
l'hypocondrie et de la mélancolie arrivées à leur dernier degré (1).
Dans le chapitre 7, qu'il a intitulé *de Melancholiâ arthriticâ*, il

_____

(1) *Sydenhami* opera : dissertatio epistolaris, t. 1, p. 259. (Genevæ.)

décrit, en peu de' mots et avec la même énergie, les peines physiques et morales qui font le supplice de ceux chez qui *ventriculo et
intestinis committitur materia* (*arthritica*).

Ettmuller établit une distinction entre le délire mélancolique et
l'affection mélancolique, et regarde le premier comme une maladie
secondaire à celle-ci. Il a raison, je crois, si, par affection mélancolique, il entend le tempérament mélancolique, car; ces deux états
peuvent exister indépendamment l'un de l'autre.

Cet auteur confondait sans doute la mélancolie avec l'hypocondrie
ou la manie, lorsqu'il disait que le délire mélancolique était ou
vague ou fixé sur un seul objet, accompagné de désir ou d'aversion (1).

Tout ce qu'a dit cet écrivain sur l'étiologie et le diagnostic de la
mélancolie, sur son prognostic d'après la nature des causes, le caractère gai ou triste, quelques épiphénomènes, se trouve consigné dans
les ouvrages d'*Hippocrate*, d'*Arétée*, de *Galien*, de *Celse*, et d'autres
auteurs qui ont écrit avant lui.

R. Mead, médecin anglais, ne dit presque rien sur le caractère et
le traitement de la folie qu'il n'ait emprunté à *Celse*. Il rapporte,
cependant, d'après sa pratique, l'histoire assez intéressante de deux
jeunes demoiselles d'une constitution très-débile, affectées, l'une
d'hydropisie abdominale, l'autre de phthisie pulmonaire, qui
tombèrent dans une mélancolie très-intense, la première par l'idée
chimérique qu'elle était condamnée au dernier supplice pour un prétendu crime de *lèze-majesté* ; la seconde par les visions infernales
dont elle était obsédée nuit et jour et par la crainte des tourmens de
l'autre vie, qu'avaient fait naître en elle les discours désolans des
prêtres fanatiques dont elle était entourée (*monita et præcepta medica, autore* RICHARD MEAD, 1750, cap. 3; *de insaniâ* cap. 18; *de
animi affectibus.*)

(1) *Michaelis Ettmulleri* opera omnia. (Amstelodami 1702), sect. 6, art. 2,
p. 440, collegium practicum.

Les symptômes généraux de la mélancolie sont très - bien décrits
par *Frédéric Hoffmann* ; mais, comme tous ceux qui l'ont précédé,
cet auteur regarde cette maladie comme un premier dégré de la
manie.

La plupart des paragraphes de ce médecin célèbre sur les causes
et la thérapeutique des maladies de l'âme et surtout de la mélancolie
portent l'empreinte du génie. A l'exemple des anciens, il insiste
beaucoup sur les exercices et les voyages dans le traitement de ces
affections.

Ses nombreux-écrits contiennent des observations de mélancolie,
d'hypocondrie, d'hystérie, très-bien faites et que les monographes
modernes ont souvent empruntées pour confirmer les descriptions
générales qu'ils ont données de ces maladies. (Fred. Hoffmanni *opera
omnia physico - medica. Medicina rationalis systematica.*)

Boerhaave a adopté et recueilli la doctrine des anciens touchant
la mélancolie, l'hypocondrie et la manie, considérées quant à leurs
causes, leurs symptômes, leurs terminaisons, leur traitement etc.,
et en a formé un faisceau unique : c'est ce qui constitue la matière
de ses aphorismes sur la mélancolie et la manie. (*Aphorismi de cognos-
cendis et curandis morbis*, §. 1089 usque ad §. 1127.)

La définition qu'il donne de la mélancolie est, à peu de chose près,
celle d'*Arétée ;* mais elle ne renferme pas un des caractères essentiels
du délire mélancolique, la tristesse ; ce qui fait que cette définition
pourrait s'appliquer à tous les délires exclusifs, soit qu'ils aient pour
objet une idée triste, ou qu'ils soient entretenus par une agréable
chimère.

C'est encore la doctrine des médecins de l'antiquité que l'on re-
trouve dans ses Prélections académiques sur les signes des tempéramens bilieux et mélancolique (1), et sur les maladies produites par
l'imagination (2).

---

(1) *Hermani Boerhaave* Prælectiones academicæ (edidit *Haller*, 1742), t. 5;
sanitatis singularis signa, §. 893 et 896.

(2) *Hermani Boerhaave* Prælectiones academicæ. De morbis nervorum. Quas

Baglivi, dans l'histoire très-détaillée qu'il a écrite du *tarentisme*, maladie qui a tant exercé la plume des auteurs (1), *Baglivi*, dis-je, raconte que les personnes qui en étaient attaquées tombaient souvent dans la mélancolie ; elles devenaient tristes, recherchaient les lieux solitaires, se retiraient dans les tombeaux et s'y couchaient à l'instar des morts. (GEORGII BAGLIVI *opera*, edente PHIL. PINEL 1788, dissertatio 6.)

Morgagni rapporte, dans son excellent ouvrage *de Sedibus et Causis morborum*, plusieurs histoires de mélancolie fort exactes, suivies de la mort des sujets et de l'ouverture du crâne. Nous dirons, quand il en sera temps, ce que *Morgagni* a vu ou cru voir en faisant ces ouvertures. (*De Morbis capitis*, epist. 8).

La mélancolie, selon *Sauvages*, est un délire particulier et doux, avec tristesse, compliqué d'une maladie chronique : *melancholia delirium particulare mite cum mœrore ac morbo diuturno.* Cette définition est défectueuse en ce que le caractère tranquille du délire et l'existence d'une maladie chronique ne se rencontrent pas toujours dans la mélancolie et ne peuvent par conséquent concourir à former le signe pathognomonique de cette maladie.

Ce nosologiste admet un grand nombre d'espèces de mélancolie dont plusieurs rentrent les unes dans les autres ; et, par la plus bizarre des contradictions, il range dans la même catégorie le délire gai, *melancholia moria*, après avoir donné précédemment la tristesse comme un caractère du délire mélancolique. (Nosologie

---

ex auditorum manuscriptis collectas edi curavit *Van Eems*, medicus leydensis (Venetiis 1762) de morbis ex imaginatione.

(1) Les uns affirment que cette maladie existait réellement et qu'elle était produite par la morsure de la *tarentule*; les autres, sans nier son existence, prétendent qu'elle était développée par la chaleur du climat et que la *tarentule* n'y était pour rien ; d'autres la regardent comme une pure jonglerie, soit pour attirer sur soi l'attention publique, soit pour se livrer impunément et sans crainte au dérèglement de ses passions. Cette dernière opinion compte aujourd'hui le plus grand nombre de probabilités et de partisans.

méthodique de *Sauvages*, traduction de *Gouvion*, tome 7, classe 8.
vésanies.)

Sa foi ne se refuse pas aux *possessions du démon ;* mais il pense
que, depuis la venue du *Christ*, le *diable* est banni de dessus la
terre, et que, si depuis cette époque, on a encore vu des personnes
qui ont passé pour *possédées du malin-esprit,* cela doit être attribué
ou à une maladie de l'esprit, ou à une jonglerie de ces prétendus
possédés, ou à la prévention, à la superstition, et à l'ignorance de
ceux qui y ont cru.

Lorry distingue trois espèces de mélancolie : la *mélancolie nerveuse,* ou *spasmodique,* dépendante de l'affection des solides ; *la mélancolie humorale,* produite par un vice dans les fluides ; et la *mélancolie mixte,* qui participe de l'une et de l'autre cause.

Il définit la mélancolie, en général, *illa mentis imbecillitas à
corporis vitiato habitu oriunda, in quâ fortiter concutimur ab objectis
aut externis, aut ab imaginandi vi effectis, ita ut jam impossibile
sit ideis indè natis obsistere, ab iis avelli, aut contra ratione tendere.*
Cette définition a le défaut d'être un peu compliquée, de ne point
renfermer les symptômes essentiels de la mélancolie et d'en
assigner d'autres qui lui sont étrangers dans les cas les plus simples
lesquels doivent toujours servir de type à une bonne définition.

Le traité de *Lorry* sur la mélancolie n'en est pas moins un ouvrage
estimable et estimé, rempli de vues excellentes et d'observations très-
précieuses ; mais cette monographie, remarquable en outre par la
pureté et l'élégance du style, se ressent beaucoup du système exclusif
de la médecine humorale dont l'empire durait encore à cette époque.
(LORRY : *de melancholiá et morbis melancholicis* etc.)

Le docteur *Pomme* a été bien mal inspiré quand il s'est imaginé
de définir les vapeurs, parmi lesquelles il range la mélancolie, une
*affection générale ou particulière du genre nerveux, qui en produit
l'irritabilité et le racornissement.* Comment un médecin renommé du
dix-huitième siècle a-t-il pu concevoir une idée aussi bizarre que

celle du racornissement des nerfs pendant la vie ? Ce praticien, partant
de cette fausse théorie, a dû nécessairement employer un traitement
vicieux ; et en effet, les délayans, les émolliens, les rafraîchissans
dont il usait indistinctement dans toutes les névroses ne convenaient
qu'aux constitutions fortes ou irritables et nullement à celles qui
présentaient les conditions opposées. (Traité des affections vaporeuses des deux sexes par le docteur *Pomme* , 4.ᵉ édition.)

Lecamus (1) admet une *mélancolie idiopathique* et une *mélancolie*
sympathique , ayant toutes deux leur siége au cerveau. Cette distinction ne paraît pas mal fondée ; car l'on observe en effet que le
délire mélancolique paraît tantôt le résultat d'une imagination vivement frappée, tantôt le produit d'une réaction sympathique de
l'affection d'un organe ou d'un appareil d'organes.

L'auteur explique la mélancolie sympathique , selon l'ancienne
hypothèse, par le transport de la bile sur le cerveau, qui *dessèche* et
durcit cet organe. Mais il est bien plus probable , comme le pensent
les physiologistes modernes, que cette espèce de correspondance entre
les organes qui reçoivent la sensibilité du nerf *trisplanchnique* et
l'encéphale se fait par la communication de ce nerf avec ceux qui
émanent du cerveau.

Tissot prétend que le tempérament mélancolique n'est point ori-
ginel, mais qu'il est un résultat de l'influence de la vie sociale. Cette
assertion me semble tout-à-fait paradoxale ; car, comme l'on n'a
jamais observé l'homme que vivant en société et que d'ailleurs il
est peu vraisemblable qu'il ait eu une autre condition, qui peut dire
ce qu'il aurait été dans cet *état de nature* que quelques philosophes
se sont plu à imaginer ? Est-ce la société ou bien plutôt l'excessive
ardeur du climat et la monotonie du sol de l'Egypte qui rendaient
et rendent encore le tempérament mélancolique prédominant dans
cette contrée ? On sait même, du moins au rapport des historiens ,
que les anciens législateurs de ce pays, loin de favoriser par la for-

---

(1) La Médecine de l'esprit. *Idem* , la Médecine pratique rendue plus simple.

me de leur gouvernement cette disposition endémique, avaient au contraire institué beaucoup de fêtes publiques pour distraire les Egyp-tiens de ce penchant à la mélancolie à laquelle les portait leur tempé-rament. N'est-ce point par une disposition native, et non par l'influence de la société, que l'on voit le tempérament mélancolique passer de génération en génération dans une même famille ? Nous convenons cependant que la société, surtout dans certains pays, contribue puissamment au développement du tempérament mélancolique; mais nous n'admettons pas avec *Tissot* que la *nature* seule ne puisse le produire (1) : ce n'est point encore ici le lieu de traiter cette matière ; nous nous en occuperons plus amplement à l'article des causes de la mélancolie, quand nous parlerons des tempéramens, des climats, etc.

Cullen est, de tous les médecins dont nous avons parlé jusqu'ici, celui qui a le mieux apprécié la différence et les rapports qui existent entre la mélancolie, l'hypocondrie et la manie : mais le peu d'exten-sion qu'il a donnée à quelques-unes de ses idées sur ce sujet laisse encore de l'incertitude sur les caractères distinctifs de ces trois affec-tions.

Nous pensons aussi qu'il a tort d'émettre, comme un principe constant, que la mélancolie dépend du tempérament général du corps; car l'expérience démontre tous les jours que le plus grand nombre d'affections mélancoliques sont celles dans lesquelles le tem-pérament n'est pour rien et que la plupart sont dues exclusivement à de vives douleurs morales, à des écarts dans la manière de vivre, à des troubles physiques (2).

Les caractères par lesquels *Cullen* distingue la mélancolie et l'hy-

---

(1) OEuvres de *Tissot*, publiées par M. *Hallé*, 3.e vol., 1.re partie : Tableau de l'homme moral etc., *tempéramens*; tempérament mélancolique, §. 5.

(2) Nous ne prétendons pas cependant que cette règle soit la même pour tous les pays; nous sommes convenu qu'il y en a où le tempérament mélan-colique domine. Sans doute que l'auteur anglais ne voyait que les habitans de son île en écrivant cet article.

pocondrie sont véritablement les seuls signes pathognomoniques
de ces deux maladies. Dans l'hypocondrie, dit-il, il y a dyspepsie;
dans la mélancolie simple, ce symptôme n'existe pas : dans le premier
cas, le délire est relatif à la santé du malade ; dans le second, il est
relatif à d'autres objets (1).

On peut aussi reprocher à *Cullen* d'avoir donné dans le vague
des hypothèses sur les causes éloignées et prochaines du délire.

L'ouvrage le plus important et le plus complet qui ait paru sur les
maladies mentales est sans contredit celui de M. le professeur *Pinel* (2).
Les divers articles qui en forment la matière sont traités avec une
érudition et une profondeur qui décèlent à chaque page le génie du
médecin philosophe.

C'est dans cet immortel écrit que l'auteur rappelle l'attention des
médecins et des gouvernemens sur le sort déplorable des aliénés : il
plaide leur cause avec toute la chaleur et l'éloquence d'un véritable
ami de l'humanité : il demande qu'on ne traite plus ces infortunés
comme des bêtes féroces, mais comme des hommes que les misères
de la vie ont jetés, et souvent pour un temps seulement passager,
hors du sentier de la raison : il fait tomber leurs chaînes : il détourne
de dessus leurs têtes les coups dont on les maltraitait avec tant de
barbarie : il remplace leurs chenils infects par des habitations plus
saines ; proscrit toute espèce de méthode banale dans le traitement
de leurs maladies; montre la nécessité de remonter, avant tout, à
la connaissance des causes infiniment variées qui peuvent la produire ;
et substitue à l'aveugle empyrisme qui régnait alors une médecine
rationnelle et expérimentale où l'hygiène physique et mentale tient
le premier rang : il combat, par de nombreuses observations, ré-

(1) *Cullen* : Médecine pratique traduite et commentée par *Bosquillon* : neu-
roses.

(2) La première édition de cet ouvrage parut en l'an 9, sous le titre de *Traité
de la manie;* et la seconde en 1809, sous celui de *Traité médico-philosophique
sur l'aliénation mentale*, avec de grandes additions.

sultats de sa propre expérience, l'opinion généralement admise de l'incurabilité de la plupart des aliénés : sa méthode thérapeutique adoptée dans tous les établissemens publics et particuliers de la capitale est suivie des plus grands succès.

L'auteur divise les aliénations mentales en quatre genres; la *manie*, la *mélancolie*, la *démence*, l'*idiotisme*.

Sous le titre de *mélancolie* il range tous les délires qui ne portent que *sur un seul objet ou une série particulière d'objets*, soit qu'ils aient un caractère de tristesse, de concentration et de défiance, soit qu'ils présentent les signes opposés, tels qu'une joie folle et rayonnante, un amour-propre excessif, une orgueilleuse vanité, etc.

Il rejette la division de la mélancolie en espèces et n'en admet qu'une seule *variété*, la *mélancolie avec penchant au suicide*.

Le docteur *Esquirol*, élève du précédent, a, depuis plusieurs années, puissamment contribué à éclairer, étendre et perfectionner la doctrine des maladies mentales. Les circonstances favorables où il n'a cessé de se trouver depuis vingt ans lui ont permis de se livrer à des recherches pratiques dont les précieux résultats, si utiles pour la science et l'humanité, ne seront bien connus que lorsque cet habile et infatigable investigateur de la nature aura publié le grand ouvrage qui, depuis long-temps, est l'objet de ses profondes méditations.

En attendant ce riche dépôt de ses vastes connaissances sur les vésanies mentales, nous possédons déjà, comme prémices, d'excellens articles où l'auteur a su, à l'aide d'un style vif et concis, d'une logique ferme et serrée, renfermer dans des limites étroites un grand nombre de notions très-importantes.

Le docteur *Esquirol* s'annonça dans la littérature médicale par une dissertation pleine d'observations intéressantes, où il met en évidence les effets malheureux des *passions* sur le développement des maladies mentales et l'heureuse influence qu'elles exercent sur elles lorsqu'on sait les exciter à propos (passions, considérées comme

causes, symptômes et moyens curatifs de l'aliénation mentale.
Paris 1805).

Un des articles les plus remarquables du docteur *Esquirol* est
l'article *Folie* publié dans le Dictionnaire des sciences médicales.

Cet article, qui n'est que le développement de celui consigné dans
le même ouvrage par M. le Professeur *Pinel*, sous le titre *Aliénation
mentale*, cet article offre une foule d'idées et de résultats très-impor-
tans pour la connaissance et le traitement des maladies mentales.
L'auteur y a tracé avec une éloquence vive et rapide le tableau
fidèle des dégradations de l'esprit humain, dont sont atteints les
malheureux qui peuplent les maisons d'aliénés. « C'est le même
« monde, dit-il, mais..... les traits sont plus forts, les nuances plus
« marquées, les couleurs plus vives, les effets plus heurtés, parce
« que l'homme est dans toute sa nudité, parce qu'il ne tourne point
« ses défauts en agrément, parce qu'il ne prête point à ses passions
« le charme qui séduit, ni à ses vices les ornemens qui l'embellissent.»
La manière avec laquelle les causes, la marche, les terminaisons,
le traitement, etc. de la *folie* sont exposés, montre un esprit très-
versé dans la connaissance historique et pratique des maladies
mentales.

M. le professeur-bibliothécaire *Moreau*, dans l'article *médecine
mentale* de l'Encyclopédie méthodique, article très-érudit, conserve
à la mélancolie ses anciennes limites : il la distingue de ces autres
délires partiels qui, loin d'être caractérisés par la morosité, le chagrin, l'ennui, l'amour de la solitude, etc., consistent au contraire dans
quelque belle chimère qui fait croire à ces heureux fous qu'ils sont
princes monarques, prophètes, dieux, etc.

D'après cette idée, ce savant professeur ne donne le nom de *mélancolie* qu'au délire *exclusif et chronique que constitue une propension
involontaire au chagrin, à la défiance, aux passions oppressives en
général*, etc.

Le *Traité des vésanies ou maladies mentales*, par M. *Jacquelin-*

5

Dubuisson (1), opuscule écrit dans toute la rigueur des formes et du langage scholastiques, reproduit, avec de légères modifications, la doctrine du professeur *Pinel*.

M. *Villermay* (2) doit être mis au nombre de ceux qui aujourd'hui concourent aux progrès de l'histoire des maladies mentales. Outre le principal mérite qu'a cet auteur d'avoir parlé plus complètement et plus judicieusement qu'on ne l'avait fait jusqu'ici, de l'hypocondrie et de l'hystérie, il a encore celui d'avoir, par une analyse sévère, parfaitement établi la ligne de démarcation qui sépare ces deux maladies de la mélancolie.

Un ouvrage très-étendu sur les maladies mentales vient, l'année dernière, de sortir de la plume du laborieux et savant docteur *Fodéré* (3).

Cet ouvrage, où règnent en général l'érudition, le discernement, l'impartialité, l'affranchissement des préventions si fatales à la justesse des jugemens, cet ouvrage, qui, à ces titres, est un nouveau trophée pour la réputation de l'auteur, fait encore honneur à son cœur par la sage et ardente philanthropie avec laquelle il est dicté.

Il est à regretter que le docteur *Fodéré* ait été si peu sévère dans son style, si prolixe dans ses idées, si prodigue de matériaux souvent très-éloignés du sujet principal ou absolument hétérogènes; qu'il se soit abandonné sans réserve à de si longues digressions métaphysiques, à tant de vaines discussions, à tant de théories futiles sur la *nature et le siège du principe vital*, la *vitalité du sang*, etc.

---

(1) Paris, 1816, 1 vol. in-8°.

(2) *Louyer-Villermay*, Traité des maladies nerveuses ou vapeurs et principalement de l'hystérie et de l'hypocondrie. Paris, 1816.

Dans cet ouvrage, se trouve refondu un autre petit ouvrage très-estimé, publié en 1802, intitulé : *Recherches historiques et médicales sur l'hypocondrie*, etc.

(3) Traité du délire, appliqué à la médecine, à la morale et à la législation, par F. E. Fodéré, professeur à la Faculté de médecine de Strasbourg, etc., 2 vol. in-8° Paris, 1817.

Je ne donnerai point une analyse complète de cet ouvrage, parce que ce serait aller plus loin que le but que je me suis proposé, et rendre ma tâche plus difficile.

Je vais seulement passer en revue les idées de l'auteur sur la mélancolie, qui est l'objet spécial de mon travail.

« Ce délire (le délire mélancolique), dit M. le docteur *Fodéré*, « consiste dans l'intuition permanente et exclusive d'un objet quel- « conque, poursuivi avec ardeur, presque toujours accompagnée de « crainte de prétendues embûches, d'un esprit de défiance et de « réserve, ordinairement tranquille, mais facile, par la contradic- « tion, à devenir furieux. » J'avoue que cette phrase est inintelligible pour moi sous le double rapport du sens médical et grammatical (1).

L'auteur, après avoir exposé en quelques mots les préludes de la mélancolie, passe aux *tempéramens plus disposés*. Il rejette l'existence du tempérament mélancolique. « Lorsqu'on cultive sa raison, dit-il, on est sage toute la vie avec le tempérament qu'on a voulu nommer *mélancolique*. » Que cette sentence n'est-elle toujours vraie !

L'auteur admet des *variétés* dans la mélancolie : mais des *variétés* supposent un type primitif; où est-il ? Des *variétés* sont des états de choses qui sortent de la règle générale, qui y font exception, ou qui en sont des modifications : où est donc le genre, l'espèce de mélancolie auquel ou à laquelle se rattachent ces *variétés* ?

Les principales *variétés* qu'il établit sont : la *misanthropie*, la *mélancolie amoureuse*, la *mélancolie prophétique*, la *mélancolie su-perstitieuse*, la *nostalgie*, et le *penchant au suicide* auquel il consacre un chapitre particulier.

Il prétend que la misanthropie est la même maladie que celle dé-signée sous le nom de *lycanthropia* par Avicenne : pour moi, je n'ai

_____

(1) L'auteur ne me paraît pas plus intelligible lorsqu'il définit le délire, « un état dans lequel la raison est *éclipsée* par un dérangement quelconque, direct ou indirect, de la *substance intermédiaire* qui sert aux relations entre l'intelli-gence et les organes corporels. »

jamais vu ces deux maladies confondues dans les écrits des médecins. D'après cette idée, il n'est pas étonnant que M. *Fodéré* ait
énuméré, dans la description de la misanthropie, des symptômes
qui appartiennent à la misanthropie et à la lycanthropie : il y joint
même ceux de la *mélancolie errabonde* ou *cutubut,* décrite par le
médecin arabe dont nous venons de parler; et ce qu'il y a de remarquable, c'est qu'aucun de ces symptômes n'est caractéristique
d'aucune de ces trois maladies.

L'auteur affirme que la mélancolie amoureuse a été très-commune
chez tous les peuples à demi-civilisés, mais qu'aujourd'hui les exemples en sont rares. Cette assertion, si elle n'est fausse, est au moins
beaucoup trop absolue.

La *mélancolie prophétique,* troisième *variété* de l'auteur, n'est,
selon lui, qu'une *variété* de la *mélancolie superstitieuse,* qui n'est
elle-même qu'une *variété....* Voilà bien des *variétés.*

Le délire prophétique, quoiqu'à bon droit rangé dans la catégorie
des délires exclusifs, n'est pas toujours pour cela un délire mélancolique, car les soi-disant prophètes, loin d'être des mélancoliques,
sont au contraire quelquefois des êtres très-heureux, qui, enthou-
siasmés, orgueilleux de leur prétendu don de prophétie, se croient
d'une nature au-dessus de celle des autres hommes et en communication avec quelque divinité céleste de leur création. Ainsi, nous
regardons le prophétisme, non comme une *variété* de la mélancolie,
mais comme une forme particulière du délire ascétique (1).

L'auteur donne le nom de *superstitieuse* à la mélancolie désignée
généralement sous le nom de *religieuse, fanatique, ascétique,*
« parce que, comme il le prétend, loin que ce soit la religion qui la
provoque, celle-ci est au contraire très-propre à en garantir. »

Je soutiens, contre le docteur *Fodéré,* que, pour tomber dans la

_____

(1). Le *délire ascétique* embrasse un sens bien plus étendu que la *mélancolie
ascétique;* il comprend tous les délires tristes ou gais qui sont entretenus par
quelque idée religieuse.

mélancolie ascétique, il n'est pas nécessaire d'être superstitieux (en prenant ce mot dans son acception théologique); qu'il ne faut qu'avoir une foi assez robuste pour croire , aveuglément et au mépris de la raison, toutes les doctrines répandues dans les livres réputés sacrés et dans leurs nombreux commentaires. En effet, l'existence des tourmens, des brasiers éternels de l'enfer, n'est-elle pas un point de doctrine religieuse ? La difficulté de faire son *salut* et d'échapper à ces terribles châtimens, n'est-elle pas prêchée dans tous les ouvrages ascétiques et par la bouche des ministres de la religion ? Les *possessions du démon* ne sont-elles pas un des articles de foi de la religion *catholique* ? N'en est-ce pas assez, indépendamment de toute superstition (prenant toujours ce mot dans le sens théologique, qui est le sens dans lequel l'auteur l'emploie), pour troubler l'esprit des personnes crédules et timorées ? La *mélancolie* dite *superstitieuse* par M. le docteur *Fodéré* est donc mal dénommée; il falloit lui laisser le nom de *mélancolie ascétique* ou *religieuse* (1).

L'auteur établit encore plusieurs *variétés* et *sous-variétés* de la mélancolie *superstitieuse :* les principales sont, 1.° celle avec audace, orgueil, présomption, exaltation, contentement : je ne connois pas de mélancolie avec contentement. 2.° Celle où l'on se croit *possédé du démon.* 3.° Celle avec conviction qu'on ne peut éviter la damnation éternelle. Je ne discuterai point cette division, que je trouve défectueuse ; celle que j'ai adoptée page 57 et suivantes, en parlant de la mélancolie ascétique, montre suffisamment les reproches que j'aurais à y faire ici.

Après avoir parlé rapidement de la *nostalgie*, le docteur *Fodéré* s'occupe avec détail de la *mélancolie avec penchant au suicide*, dont il distingue quatre formes : il eût pu en distinguer plus de mille ,

---

(1) Je préfère la dénomination de *mélancolie ascétique* à celle de *mélancolie religieuse*, parce que le mot *ascétique* est plus général et n'emporte avec lui aucune idée favorable ni défavorable; tandis que le mot *religieux* ne se prend qu'en bonne part.

car ce funeste penchant peut se rencontrer dans toutes les affections mélancoliques. La seule mélancolie qui mérite le nom de *mélancolie-suicide* est celle dont la cause et l'objet sont la lassitude de l'existence et le désir de terminer sa vie. Ce chapitre n'en est pas moins habilement traité : on voit bien qu'il est écrit par un médecin légiste exercé. Toutefois, l'auteur émet une opinion bien rigoureuse, en disant « qu'à part le sentiment qui nous fait préférer l'honneur à la vie,... rien si l'on n'est pas fou, ne peut nous déterminer à renoncer même à quelques heures de plus d'existence. » Quoi ! toutes les fois qu'un homme accablé par ces grandes calamités physiques et morales qui ne lui laissent d'autre sentiment de son existence que les chagrins, les infirmités, les douleurs et le désespoir, abdiquera une aussi misérable vie, il sera réputé fou ? Pour moi, je ne vois pas que, dans ce cas, une telle conduite soit nécessairement l'effet de la folie.

Le docteur *Fodéré* comprend sous le titre de *mélancolie* tous les délires partiels, ceux qui roulent sur des objets tristes, comme ceux qui sont entretenus par des idées agréables. J'ai déjà fait sentir la bizarrerie de cette association. D'ailleurs, l'auteur ne s'accorde pas avec lui-même sur ce point, puisqu'il donne comme caractères distinctifs de la mélancolie, l'*anxiété continuelle*, la *tristesse*, la *frayeur*, etc. (t. 1, p. 388, lig. 5 et suiv.). On trouve la même contradiction dans le parallèle qu'il fait de la mélancolie et de la manie.

A l'exemple des médecins anciens, le docteur *Fodéré* substitue le nom de *manie* à celui de *mélancolie*, toutes les fois que celle-ci passe à l'état d'excitation, de fureur ; de sorte qu'un homme en délire peut être dans la même journée cent fois mélancolique et cent fois maniaque ; car il est des mélancoliques qui à chaque instant se mettent en colère, entrent en fureur. (Voyez ce que nous avons dit à ce sujet, pages 13 et 14.)

L'auteur se montre érudit et judicieux dans l'exposition des causes et du traitement du délire; et sur ce point, il ne mérite en général que des éloges (1).

Je ne terminrai pas cet historique sans parler des *Recherches médico-philosophiques sur la Mélancolie,* par *Maurice Roubaud-Luce,* qui fut mon ami.

Ce petit ouvrage est divisé en quatre parties : dans la première, l'auteur donne la définition de la mélancolie, et établit un parallèle entre cette maladie et les autres vésanies; dans la seconde, il traite des causes de la mélancolie; la troisième est consacrée à l'exposition de ses symptômes et de ses principales *variétés;* la quatrième comprend le traitement.

Cette monographie, malgré son peu d'étendue et ses imperfections, n'en est pas moins recommandable par la pureté et l'élégance du style, la justesse des idées, et surtout les recherches nombreuses et très-intéressantes dont elle est enrichie.

C'est par son penchant naturel à la mélancolie que l'auteur fût porté à entreprendre des recherches sur cette maladie, dont, hélas! il a été la victime.

DESCRIPTION DE LA MÉLANCOLIE.

Symptômes généraux, physiques, intellectuels et moraux.

Les mélancoliques sont remarquables, en général, par l'immobilité des traits du visage, un air sombre et taciturne, un regard fixe

---

(1) Je ne trouve rien de si inexact, cependant, que les dénominations qu'il donne à chaque partie du traitement, lequel est divisé en *rationnel et sentimental, en médical et pharmaceutique.* Pourquoi réserver exclusivement le nom de *médical* au traitement qui exerce directement son action sur le corps ? Toutes les parties du traitement ne sont-elles pas médicales ? Qu'est-ce que M. *Foderé* entend par *traitement rationnel ?* Tout traitement n'est-il pas rationnel entre les mains d'un médecin habile et exempt de prévention? Quant à l'épithète *sentimental,* elle est encore plus déplacée ici.

et baissé vers la terre, là lenteur dans les mouvemens et la progression ; ennemis des exercices et des sociétés, ils passent les jours dans l'oisiveté et la solitude, sans cesse absorbés dans les mêmes pensées : les uns, pleins de mépris pour leurs semblables, fuient leur présence et vivent à l'écart, se consolant de leurs chagrins par le spectacle des maux qui affligent l'humanité : les autres, portant dans leur cœur la douleur de leur patrie absente, ne cessent de gémir jusqu'à ce qu'ils aient revu ce toit paternel, ces champs qui les ont vus naître, chers objets de leur délire : d'autres, sont des infortunés qui, trouvant leur supplice dans la passion qui faisait autrefois leur bonheur suprême, passent les jours et les nuits à pleurer l'objet dont un sort barbare les a séparés : ici, des victimes de la superstition, faisant de la Divinité un être exigeant, cruel, inexorable, ne méditant que vengeance et toujours prêt à punir, s'imposent mille pénitences, mille tortures, afin d'obtenir le pardon de fautes dont souvent ils ne sont point coupables ; ou, s'imaginant que leurs péchés sont irrémissibles, se regardent comme ne pouvant éviter la damnation éternelle, et quelquefois même finissent par se croire déjà au pouvoir du démon et plongé dans les flammes de l'enfer : là, gémissent des favoris de la fortune, des hommes dont tous les désirs sont satisfaits, qui, fatigués de la vie qui ne leur offre plus d'attraits nouveaux, tombés dans l'ennui et l'abnégation d'eux-mêmes, méditent les moyens de se soulager du fardeau de l'existence : ailleurs, sont des malheureux qui se persuadent avoir commis de grands crimes, être poursuivis par la police, et tremblent à chaque instant d'être traînés à l'échafaud : il y en a dont le délire est de croire leur vie menacée par tout ce qu'ils entendent, tout ce qu'ils voient en mouvement : d'autres fois, des illusions plus bizarres encore remplissent l'imagination des mélancoliques ; ceux-ci se croient morts ou sans tête ; ceux-là sont changés en loup, en chien, en lion, en rossignol etc., et imitent les hurlemens, les aboiemens, les rugissemens, les chants, les habitudes, les allures de ces animaux ; quelques-uns ont les jambes de verre, de paille, de cire, de beurre, et n'osent marcher ou s'ex-

poser à la chaleur, de crainte de les briser ou de les faire fondre etc.

Le plus souvent, le caractère propre du délire réside dans la lésion
d'une ou de plusieurs des facultés intellectuelles ; mais alors même les
affections morales n'en sont pas moins toujours ou presque toujours
altérées ; et, dans quelques cas, elles constituent seules le délire mélancolique. Ces aberrations des affections morales sont ordinairement portées aux extrêmes.

Ainsi, la haine va jusqu'au profane oubli des liens les plus sacrés,
jusqu'à la violation des lois les plus respectables de la société. Le fils
porte des mains criminelles sur les auteurs de ses jours, que naguères
il chérissait avec tant de tendresse : un père, une mère repoussent
de leur sein cet enfant qui les caresse et pour lequel ils avaient, avant
leur délire, une affection sans bornes : les époux se méconnaissent :
les meilleurs amis deviennent des traîtres, des ennemis implacables :
l'ingratitude remplace les doux sentimens de la reconnaissance : la
sobriété est changée en ivrognerie la plus crapuleuse : l'honnêteté, la
douceur, la modestie, la vertu, se transforment en des vices honteux qui feraient rougir même ces mérétrices infâmes, l'opprobre de
leur sexe, ces messalines modernes dont l'effronté cynisme semble
avoir brisé toutes les barrières de la pudeur.

D'autres fois, au contraire, c'est une exaltation des sentimens
moraux les plus sublimes : la piété filiale, l'affection paternelle,
l'amour conjugal, les liens de l'amitié, toutes ces précieuses qualités
du cœur sont portées à leur comble, et nous rendent encore plus
intéressans ces infortunés mélancoliques dont le malheur était déjà
une puissante recommandation à notre ardente philanthropie

Nous n'aurions jamais fini si nous voulions nombrer les innom-
brables formes sous lesquelles se présente le délire mélancolique :
nous avons indiqué sommairement les principales ; nous allons
maintenant les examiner avec quelques détails (1).

_____

(1) Outre les variétés infinies que présente la mélancolie dans la forme du

6

Des formes les plus remarquables de la Mélancolie.

I. Mélancolie misanthropique (1).

Dans le langage vulgaire, *misanthropie* et *mélancolie* représentent
la même idée et servent à désigner un état dans lequel on fuit les
plaisirs du monde et on recherche la solitude : la seule différence
qu'on attache à ces deux expressions est que la première exprime ordinairement une affection de l'âme plus grave. Mais, restituant au mot
misanthropie son véritable sens étymologique, nous nous en servons ici
pour exprimer une perversion de l'esprit et du cœur caractérisée
par la haine pour les hommes et l'éloignement de leur société.

La misanthropie peut exister sans mélancolie; cependant, quand
elle est portée à son dernier terme, elle entraîne enfin cette mélancolie que nous nommons *misanthropique*, la plus détestable de
toutes, puisqu'elle est l'effet de l'abolition totale du sentiment le plus
précieux, l'amour de ses semblables.

Qu'y a-t-il de plus hideux et de plus révoltant que la peinture du
caractère de ces êtres dégradés que la dépravation des facultés
intellectuelles et morales a jetés dans cette sauvage misanthropie ?
Leur physionomie dure et repoussante porte l'empreinte de leurs

---

délire, elle en offre encore d'autres quant à sa marche. Ainsi tantôt elle est
continue; d'autres fois rémittente ou intermittente avec ou sans périodicité.
Dans quelques cas, l'intermittence est remplie par un autre délire, tel que
la manie ou la démence; quelquefois le délire de la mélancolie et celui de la
manie ou de la démence se succèdent rapidement et d'un moment à l'autre,
ou bien alternent à des époques plus ou moins éloignées. Nous reviendrons
sur ce dernier point à l'article des *complications*.

(1) Adjectif de *misanthropie*, μισανθρωπια, de μισος *haine*, et de ανθρωπος
homme.

passions haineuses et atroces ; leur aversion pour les hommes leur
fait rechercher la solitude afin de se soustraire à leur présence qui
est pour eux un objet d'horreur, et de se repaître plus à loisir
des maux de l'humanité : ils ne font cas de rien dans la vie ; ils ne
trouvent rien de bon ; ils méprisent tout, jusqu'à leur propre existence, et la haine, surtout la haine pour leurs semblables, voilà la
principale occupation de leur esprit : ils sont très-taciturnes; et quand
il leur arrive de laisser échapper une parole, c'est toujours une injure
ou une malédiction.

Timon l'Athénien fut un modèle accompli de misanthropie. Quelques traits de sa vie, empruntés à Plutarque, suffiront pour nous
faire connaître le caractère affreux de ce monstre et ses titres au
surnom de *misanthrope* que la postérité lui a unanimement décerné.
Hic (Timon) cum declinaret et rejiceret omnium hominum congressum,
Alcibiadem juvenem et audacem sedulò salutabat et osculabatur. Stu-
pente Apemanto causamque requirente, diligere ait se adolescentem
quòd multorum eum populo atheniensi malorum aliquandò autorem
sciret fore. Qu'y a-t-il de plus atroce qu'une telle réponse ? Ce n'était
pas Alcibiade qu'il aimait, mais l'auteur des malheurs d'Athènes : eh !
la véritable amitié, ce sublime don de la nature, aurait-elle pu
habiter dans un cœur aussi corrompu ! La réponse qu'il fit, dans
une autre circonstance, à ce même *Apemantus*, son parent et son
fidèle compagnon, démontre bien que cet exécrable personnage
n'était pas accessible à un si beau sentiment. *Quum aliquandò fe-*
riarum solemne esset, convivabantur hi duo inter se soli, ac quum
dixisset Apemantus, quàm est, Timon, egregium nostrum convivium !
siquidem tu, inquit, non adsis. L'anecdote suivante, puisée encore
dans Plutarque, est une nouvelle preuve de la misanthropie la plus
raffinée et la plus barbare de cet ennemi du genre humain. On rapporte, dit le philosophe de Chéronée, que, s'étant rendu dans une
assemblée publique d'Athènes, il monta à la tribune et s'exprima ainsi :
Est mihi exigua, Athenienses, area, in quâ adolevit ficus, ex eâ multi
jam cives se suspendêre : quia verò hunc locum statui inædificare,

nolui prætermittere quin id publicè prænuntiarem , quo , si quibus vestrûm visum erit , priusquam exsecetur ficus suspendeat se (1).

De quelles atrocités n'eût pas été capable un tel homme revêtu du pouvoir suprême ! ses crimes eussent surpassé ceux des Caligula, des Néron, des Tibère, et de tant d'autres grands scélérats avec lesquels nous rougissons de partager le nom d'homme, et que la nature frémit d'avoir enfantés (2).

L'infâme Tibère que je viens de nommer et Louis XI sont cités par plusieurs auteurs comme joignant le tempérament mélancolique le plus prononcé à la misanthropie portée à son

---

(1) *Timon* paraît un personnage si étrange que beaucoup de personnes ont révoqué en doute ou même nié son existence. Pour nous, fidèle à cette leçon du pasteur de Virgile, *non nostrum inter vos*, etc., nous laissons les historiens modernes se débattre pour ou contre, et nous nous en tenons aux vieilles traditions quand elle ne sont pas invraisemblables.

On trouve dans de Pauw (*a*), que ce célèbre misanthrope s'était établi parmi les rochers escarpés de cette partie de l'Attique qu'on nommait la *Parolie*, où les habitans montraient encore son tombeau en un endroit presque inaccessible, le long de la route qui conduisait de Phalère à Lampra.

(2) Le misanthrope athénien trouva un imitateur dans Antoine. Celui-ci ayant, à la journée d'*Actium*, perdu l'empire avec la victoire, et s'étant vu trahi et abandonné par ceux qui lui avaient témoigné le plus d'attachement, résolut de rompre avec le genre humain et de vivre à la manière de *Timon* qu'il disait vouloir prendre pour modèle. C'est pourquoi il quitta Alexandrie où il s'était retiré ; se sépara du petit nombre d'amis qui lui étaient restés fidèles, et , ayant fait bâtir à la hâte une petite maison sur une jetée avancée dans la mer, près de l'île du Phare, il s'y enferma, fuyant le commerce des hommes. Mais le voluptueux Antoine n'était pas fait pour ce genre de vie ; il s'en ennuya bientôt, et , désertant sa retraite, il retourna à la ville, où il s'adonna à toutes sortes de divertissemens jusqu'à sa fin tragique amenée par le désespoir que lui causèrent les nouvelles mensongères de la mort de Cléopâtre qu'il ne pouvait s'empêcher d'aimer malgré ses trahisons. (*Voy*. l'Histoire romaine par *Crévier* continuateur de *Rollin*.)

(*a*) Recherches philosophiques sur les Grecs, part. 1, sect. 2, §. 3. (in-8°, 1788).

dernier degré. Mais je ne sais si ces odieux personnages doivent être considérés comme mélancoliques et misanthropes, prenant ces deux mots dans leur acception légitime ? Quoi, quand l'ambition, le désir de régner, la crainte de perdre le sceptre et la couronne ont conduit deux souverains aux plus grands crimes, est-il surprenant que ces féroces tyrans, ces despotes sanguinaires, l'effroi de leurs sujets, toujours environnés d'ennemis et de conjurations, à chaque instant menacés du fer et du poison, aient été défians, artificieux, farouches, et se soient séquestrés, l'un dans Caprée, île très-escarpée et presque inaccessible, l'autre dans le vieux château de Plessis-les-Tours, entouré d'abîmes, de barrières de fer, de bastions, et dont l'accès était encore rendu plus effroyable par l'aspect des malheureuses victimes de la tyrannie que l'on voyait de loin expirantes sous le poids des chaînes ou sur les gibets qui servaient d'avenue à ce repaire odieux ? Avaient-ils besoin d'être mélancoliques et misanthropes pour aller chercher dans ces asiles, séjours de tant de forfaits et d'infamies, une retraite inabordable aux nombreux ennemis qu'ils s'étaient créés par les crimes inouïs dont ils s'étaient souillés. Ce n'est ni par goût ni par caprice que ces fléaux de Rome et de la France se séquestrèrent de la société, mais par la crainte de la juste vengeance des hommes, qu'ils avaient tant lieu de redouter. Si une telle conduite devait être considérée comme le cachet du caractère mélancolique et misanthropique, presque tous les hommes qui se sont immortalisés par leurs forfaits seraient des mélancoliques et des misanthropes, et l'histoire de tous les temps nous en offrirait des milliers d'exemples (1).

---

(1) Parmi le nombre, nous en apercevons deux qui présentent surtout des ressemblances frappantes avec Louis XI et Tibère ; ce sont Denys l'ancien, tyran de Syracuse, et Aristippe, tyran d'Argos.

Denys, après s'être rendu la terreur des Syracusains par ses horribles massacres, viva't dans des transes continuelles pour sa sûreté. Il demeurait confiné au fond de son palais qu'il avait fait entourer de fossés très-profonds et auquel

J. J. Rousseau passe dans le monde et dans les écrits d'un grand
nombre d'auteurs pour un modèle achevé de misanthropie. Il est
vrai que ce grand philosophe, dont l'âme était si sensible, s'étant
vu chassé de pays en pays, devint d'un caractère très-ombrageux ;
se sépara de la société des hommes, et s'enfonça dans la solitude
pour le reste de sa vie : mais si l'infortuné J. J. rompit toutes ses
relations sociales, ce n'était point par aversion pour les hommes,
que du fond de sa retraite il aima toujours ; c'était par aversion
pour leur société dont il avait tant à se plaindre et dont son
imagination malade exagérait encore beaucoup les torts. Rien, dans

on ne parvenait qu'au moyen d'un pont-levis. L'appartement dans lequel il
couchait était protégé par des murailles de fer ; une garde nombreuse, que
ses largesses lui rendaient fidèle et sûre, veillait sans cesse autour de son
palais. Si quelquefois, pour ne pas paraître trop craintif, il se montrait
en public, ce n'était que revêtu d'une cuirasse qu'il portait toujours sous ses
habits, et au milieu d'une escorte redoutable de soldats. D'ailleurs ce prince
cruel, pour assurer autant que possible sa tranquillité, livrait à la mort, et sans
aucun examen, tout citoyen qu'il soupçonnait de lui être contraire et dont il
redoutait le crédit.

Aristippe, non moins féroce que le précédent, menait une vie aussi craintive,
aussi sauvage et aussi misérable. Il avait répandu le sang de tous ceux qu'il craignait, et cependant il était jour et nuit le jouet d'inquiétudes, de soucis, de
terreurs qui ne lui laissaient aucun repos. Dans l'appréhension que quelques
ennemis n'eussent échappé à ses proscriptions, il entretenait des troupes nombreuses qui formaient autour de son palais une barrière formidable : mais ses
gardes eux-mêmes lui inspiraient tant de frayeur qu'il ne souffrait jamais qu'ils
approchassent de lui. Avant de se coucher, il chassait tous ses domestiques et
s'enfermait seul avec sa concubine dans une chambre où il entrait par une trape
sur laquelle il mettait son lit. (*Rollin* : Hist. ancienne, t. 7, p. 143. *Plutarque :*
parall. d'*Aratus* et d'*Aristippe.*)

Nous voyons dans ces deux tyrans le même caractère craintif, défiant, soup-
çonneux, sauvage et cruel que dans *Tibère* et *Louis XI*, mais nous ne croyons
pas, pour cela, que les uns ni les autres doivent être regardés comme mélancoliques et misanthropes.

la conduite ni dans les ouvrages de cet illustre et malheureux philosophe, ne montre cette misanthropie, c'est-à-dire cette haine du genre humain dont on l'a tant accusé pour le flétrir; tout, au contraire, annonce un homme occupé du bonheur de ses semblables. C'est ainsi que, du plus philanthrope des hommes, on a voulu faire un odieux misanthrope.

La mélancolie misanthropique semble avoir été plus commune chez les anciens Grecs que partout ailleurs. De Pauw rapporte qu'il y avait dans l'Attique beaucoup de misanthropes qui fuyaient les lieux habités et se retiraient dans les endroits solitaires, ou se cachaient même au fond des grottes les plus sauvages. (Ouvrage cité.)

II. *Mélancolie nostalgique* (1).

L'amour de la patrie est un sentiment inné qui se fait sentir à tous les cœurs: les hommes les plus bruts et les plus sauvages éprouvent ce sentiment à un haut dégré; peut-être même sont-ils ceux à qui il est le plus cher. Frappés, dès leur plus tendre enfance, par l'aspect terrible, imposant, majestueux, de leurs rochers, de leurs hautes montagnes, de leurs noires forêts, des mers immenses épandues sous leurs yeux; n'ayant jamais été distraits de la vue de ces grands objets, ils en conservent une impression bien plus forte que les habitans des villes et des pays policés, qui sont accoutumés toute leur vie à mille impressions diverses occasionnées par des relations sociales bien plus variées et bien plus étendues que celles de ces peuples grossiers dont les besoins sont si bornés et la vie si simple et si uniforme.

Le changement d'habitation d'un pays agreste et inculte dans un pays civilisé et fertile ne saurait affaiblir cet amour naturel pour le

_____

(1) Adjectif de *nostalgie*, dérivé de νοστος *retour*, du verbe νοστεω *je reviens*, et d'αλγος *chagrin*, *douleur*, du verbe αλγυνω *je suis dans la tristesse*; c'est-à-dire, accablement moral produit par le désir de retourner dans ses foyers.

sol qui nous a vus naître. Les deux dernières invasions en France des peuples du nord nous en fournissent une preuve aussi malheureuse que mémorable : n'avons-nous pas vu ces sauvages habitans des déserts et des forêts mourir d'ennui dans nos belles contrées et soupirer ardemment après l'instant de leur retour ? C'est cet invincible amour de la patrie qui porta les deux Groenlandais du roi de Danemarck à affronter, sur un frêle canot, les gouffres de la mer pour regagner leurs tristes cabanes (1). Ainsi, tous les hommes ont une prédilection particulière pour leur pays, qui, quel qu'il soit, est toujours à leurs yeux le plus beau pays du monde : les plus sauvages même se plaisent à cadencer, dans leurs barbaresques chansons, les charmes de leurs affreux climats (2).

C'est donc ce noble amour de la patrie qui fait languir l'homme transporté loin de ses foyers, comme le végétal exotique transplanté dans une terre étrangère, et le précipite dans cette fatale mélancolie

---

(1) Soit instinct, soit reconnaissance,
L'homme, par un penchant secret,
Chérit le lieu de sa naissance,
Et ne le quitte qu'à regret.
Les cavernes hyperborées,
Les plus odieuses contrées
Savent plaire à leurs habitans ;
Transplantez ces peuples sauvages,
Et vous les verrez moins contens.
(*Gresset*: ode sur l'amour de la patrie.)
(2) Le sauvage lui-même, aux plus lointains climats,
Trace dans sa chanson grossière et monotone
Tout ce que sa demeure offre pour lui d'appas,
Le sol qui le nourrit, la mer qui l'environne.
. . . .
L'habitant de Torno, dans sa hutte enfumé,
Chante aussi son pays dont il est seul charmé.
(*De La Harpe*: Epître à M. le comte de Schowaloff, sur les effets de la nature champêtre et sur la poésie descriptive.)

appelée *nostalgie*. Que de milliers d'exemples n'avons-nous pas des funestes effets de cette pernicieuse maladie! Les médecins et les chirurgiens qui ont exercé dans les hôpitaux militaires, dans les armées ou dans la marine, savent combien la mélancolie nostalgique moissonnait chaque année de jeunes guerriers à peine encore pubères, que la fureur des conquêtes arrachait avec violence du sein de leurs familles désolées. Ces infortunés, exilés dans des régions inconnues; obligés de changer de climats, de mœurs, de travaux, de genre de vie; éloignés du toit paternel, de leurs connaissances et de leurs amis, perdaient bientôt l'appétit et le sommeil; tombaient dans une tristesse profonde dont rien ne pouvait les tirer, ni les châtimens, ni la crainte de la mort : ils périssaient étendant les bras vers leurs parens et prononçant le nom de leur village.

Cette maladie était très-commune chez les Helvétiens : pour peu qu'ils s'éloignassent de leur patrie ou même de leur canton, ils étaient atteints de nostalgie et ne pouvaient guérir que par leur retour dans leur pays (1). On a vu autrefois quels ravages faisait cette mélancolie meurtrière dans les troupes suisses alors au service de la France. Si les Suisses, aujourd'hui, sont beaucoup moins sujets à la nostalgie que les anciens, c'est sans doute à cause des changemens survenus dans la constitution de leur république.

On voit peu ou point de mélancoliques nostalgiques dans les établissemens d'aliénés, parce que ce n'est pas dans ces lieux qu'on pourrait guérir une affection qui ne connaît d'autre remède que l'air natal.

J'en ai vu plusieurs exemples, à l'Hôtel-Dieu de Paris, chez de jeunes militaires, pendant les derniers troubles de la France. Ces

(1) ..... Voyez l'habitant des rochers helvétiques:
A-t-il quitté ces lieux tourmentés par les vents,
Hérissés de frimas, sillonnés de torrens,
Dans les plus doux climats, dans leurs molles délices,
Il regrette ses lacs, ses rocs, ses précipices.
(*Delille* : poëme de l'Imagination.)

7

infortunés, blottis dans leur lit, presque sans mouvement et sans parole, ne prenaient ni remèdes ni alimens ; ils refusaient de repondre ou ne répondaient que rarement et par monosyllabes aux questions qu'on leur faisait ; mais bientôt, sentant les derniers restes de leurs forces près de les abandonner avec la vie, leur douleur devenait plus expansive, et ils demandaient du secours : c'est alors que j'ai vu le fier guerrier, qui avait tant de fois affronté le trépas dans les combats, pleurer comme un timide enfant à la vue de là mort qui allait le séparer pour jamais de ce qu'il avait de plus cher : il succombait enfin en demandant ses parens et sa patrie, et sa pupille mourante semblait encore les chercher :

Et dulces moriens reminiscitur Argos.

III. *Mélancolie érotique* (1).

On doit distinguer dans la mélancolie érotique deux formes différentes ; l'une n'est point, à proprement parler, une maladie, et la médecine ne doit pas s'en occuper : c'est cette douce langueur qui s'insinue dans l'âme de ceux qui commencent à sentir les premiers besoins de l'amour ; qui fait naître en eux cette sombre rêverie à laquelle ils trouvent tant de charmes ; qui leur fait rechercher la solitude pour savourer plus à loisir les délices de leur amoureux délire ; c'est enfin cette aimable mélancolie que de La Harpe a si heureusement dépeinte dans ces vers :

Ses maux et ses plaisirs ne sont connus que d'elle.
A ses chagrins qu'elle aime elle est toujours fidèle,
Ne se plaît que dans l'ombre et dans les lieux déserts.
Elle verse des pleurs qui ne sont point amers ;
Tout entière à l'objet dont elle est possédée,
Ne redit qu'un seul nom, n'entretient qu'une idée,

---

(1) E'ρωτικη, d'ιραω *j'aime.*

Et chérit son secret qui s'échappe à moitié :
Son regard triste et doux implore la pitié ;
Elle étouffe sa plainte, et soupire en silence ;
Elle n'ose qu'à peine embrasser l'espérance,
Et tremble en adressant un timide désir
Vers un bonheur lointain, qui toujours semble fuir.

(*De La Harpe*, lieu cité.)

Le tendre Pétrarque, épris des charmes et des vertus de sa divine Laure, nous offre un exemple remarquable de cette voluptueuse mélancolie.

La mélancolie érotique, qui est du ressort de la médecine, constitue une maladie plus ou moins grave de l'âme, et qui, dans certains cas, mérite la plus grande attention, par les effets funestes qui peuvent en être la suite.

La sensible épouse que la tombe a privée d'un époux adoré, l'amant malheureux, sont les intéressantes victimes de cette fatale mélancolie : terrassés par le plus rude des coups du sort, au milieu même des plus vives jouissances de la vie, comment ces infortunés pourraient-ils résister à une si terrible épreuve ? Accablés sous le poids de la plus vive douleur, ils passent dans les larmes et les gémissemens les longues heures de la nuit et du jour, sans cesse occupés de l'objet dont la rigueur du destin les a séparés. Heureux si la mort, l'impitoyable mort, ne vient pas mettre fin à tant de souffrances que le temps eût, par degrés, guéries ou soulagées !

Orphée, si l'on en croit les poëtes, éprouva tous les tourmens de cette mélancolie après la perte de sa chère Eurydice, qui, le premier jour de ses noces, mourut de la morsure d'une vipère.

..... *Conjux, in quam calcata venenum*
Vipera diffudit, crescentesque abstulit annos.
Posse pati volui; nec me tentasse negabo :
Vicit amor;.........................

(OVIDII *Metamorph.*)

Le Tasse vécut aussi en proie à la mélancolie érotique la plus douloureuse pendant le long exil auquel le condamna le duc de Ferrare instruit de la passion de ce poëte célèbre pour la duchesse sa sœur, la belle Éléonore, qui irritait encore les blessures de son malheureux amant par les lettres pleines de tendresse qu'elle lui envoyait dans sa captivité pour le consoler.

La passion de l'amour, quand elle est violente et concentrée, peut jeter dans une mélancolie rapidement funeste si l'on n'y porte promptement secours : deux exemples mémorables, pris dans l'antiquité, nous en fournissent la preuve.

Perdiccas, fils d'Amyntas roi de Macédoine, étant devenu éperdûment amoureux de Phila concubine de son père, et voyant qu'il ne pouvait espérer de l'obtenir, renferma en lui-même sa passion pour ne pas s'attirer l'animadversion du roi : mais il tomba dans une profonde mélancolie qui le faisait dépérir de jour en jour, et il allait peut-être terminer sa vie lorsque *Hippocrate* fut assez heureux pour découvrir la cause du mal et obtenir d'Amyntas la concession de sa concubine pour ce jeune prince.

La mélancolie d'Antiochus, dont Plutarque(1)et Valère Maxime (2) nous ont transmis l'histoire avec tous ses détails, est très-analogue à la précédente.

Antiochus Soter, fils de Séleucus roi de Syrie, épris des charmes de sa belle-mère Stratonice, et honteux de nourrir dans son cœur une passion si coupable et qu'il ne pouvait éteindre, résolut au moins de la dissimuler jusqu'à la mort. Les rudes combats qui s'élevèrent dans son âme, entre son violent amour et son devoir, por-

---

(1) Vies comparées de *Démétrius* et d'*Antoine.*

(2) De Indulgentiâ parentum.

Plutarque prétend qu'*Antiochus*, désespérant de guérir de son amour, avait résolu de se laisser mourir. *Val. Maxime* ne parle point de cette particularité; mais il paraît plus porté à attribuer l'honneur de la découverte de la cause de la maladie du jeune prince à un mathématicien nommé *Leptinis* qu'à *Erasistrate.*

tèrent une telle atteinte à sa santé, que son corps dépérissait à vue d'œil et était menacé d'une ruine très-prochaine. Cependant Antiochus gardait un profond silence sur la source de son mal : mais le médecin *Erasistrate*, ayant quelques soupçons que l'amour était la cause de tout ce désordre, chercha à s'en assurer : or, observant attentivement l'effet que produisait sur ce jeune prince la vue des personnes qui entraient dans sa chambre, il remarqua que toutes les fois que Stratonice venait le voir, son visage se colorait, sa respiration et son pouls s'accéléraient; dès-lors il fut pleinement convaincu que sa maladie était causée par son amour pour sa belle-mère. Séleucus, voulant conserver les jours de ce fils unique qui lui était si cher, lui céda la belle Stratonice, quoiqu'il l'aimât tendrement, et Antiochus recouvra bientôt la santé (1).

La mélancolie érotique ne porte pas toujours un caractère aussi calme et aussi concentré; née, comme son nom l'indique, de la plus véhémente et de la plus impérieuse des passions, elle se signale quelquefois par de violens éclats : elle peut être portée jusqu'au délire le plus extravagant, jusqu'à la fureur la plus effrénée, jusqu'au plus terrible désespoir. L'histoire ancienne et moderne nous en offre de nombreux exemples.

La mélancolie érotique a de tout temps été la maladie de l'âme la plus fréquente, et cela devait être ainsi, puisque l'amour, auquel elle doit sa naissance, soumet tous les cœurs à son tyrannique empire. Le sage confident de l'infâme Néron était donc fort en défaut quand il a dit :

> Croyez-moi, quelque amour qui semble vous charmer,
> On n'aime point, seigneur, si l'on ne veut aimer.
>
> (*Racine*, dans *Britannicus*, acte 3, scène 1.)

Le vertueux Antiochus, et Sapho, cette femme non moins célèbre par ses voluptés que par ce grand génie poétique qui

---

(1) *Galien* (*de Prænotione* liber ad Posthumum, cap. 6) rapporte aussi une observation qui a beaucoup de rapport avec celles que nous venons de citer.

la fit surnommer *la dixième muse*, mis tous deux en parallèle, prouvent que les personnes des deux sexes, celles qui ont toujours mené la vie la plus régulière, comme celles qui se sont abandonnées au torrent de leurs passions, sont exposées aux atteintes de la mélancolie amoureuse :

Improbe amor, quid non mortalia pectora cogis !

J'ai moi-même été à portée de me convaincre de cette vérité en observant les aliénées de la Salpêtrière : là, j'ai vu des femmes qui, abandonnées de leurs amans sans être abandonnées de leurs amours; jeunes encore, mais déjà usées au physique comme au moral par toutes sortes de débauches ; ne trouvant plus dans leurs attraits flétris l'espoir de nouvelles conquêtes, étaient tombées dans la mélancolie dont nous parlons : d'autres jeunes filles timides, d'une conduite irréprochable, n'ayant pu obtenir celui dont leur cœur avait fait choix, étaient plongées dans une érotomanie des plus douloureuses.

On pense communément qu'il n'y a que chez les riches et les habitans des villes, où l'éducation exalte si fort l'imagination, que se fasse assez sentir l'amour pour troubler la raison : on se trompe. L'amour impétueux et les désordres qu'il produit dans les facultés de l'esprit se rencontrent aussi quelquefois au sein des campagnes, sous l'humble chaumière du simple agricole. En voici un exemple :

Madelaine passa, à l'âge de quinze ans, de l'hospice des Enfans-trouvés chez une paysanne qui, croyant son fils unique mort à l'armée, l'adopte pour sa fille. Deux années étaient à peine écoulées depuis que Madelaine était dans cette maison hospitalière, menant une vie paisible et laborieuse, lorsque ce fils unique arrive. Bientôt Madelaine, dont la physionomie est agréable et le caractère gai, plaît à Jean-Pierre (c'est le nom de son jeune maître) : Jean-Pierre plaît aussi à Madelaine. Madelaine est sans détours ; elle aime sincèrement, de tout son cœur, et pense que son amant l'aime de même. Elle lui accorde toutes ses faveurs, car elle eût cru être ingrate et manquer à son

devoir que de lui refuser quelque chose. Trois années se passent
dans cette tendre intimité ; et Madelaine compte bien que Jean-Pierre
l'épousera : mais si Madelaine était aussi innocente et aussi naïve
qu'*Annette*, Jean-Pierre n'était pas un *Lubin ;* quand on a vécu
sous les enseignes de Mars, on n'est pas novice sous ceux de l'amour.
La pauvre Madelaine est délaissée pour une autre paysanne qui a
de la fortune. C'est alors qu'elle vit bien , comme elle me le disait, que
l'ingrat ne l'avait aimée que pour son plaisir. Cependant elle espère
encore. Enfin, le jour fatal arrive. . . . . : l'hymen est consommé. Madelaine, au désespoir, perd la raison ; fuit à travers les champs et va
se précipiter dans la Seine où elle reste, pendant environ un quart-
d'heure, enfoncée jusqu'au cou. Des jeunes gens qui passaient à quelque distance, ayant entendu ses cris, courent à son secours et la re-
tirent de l'eau. Ils la conduisent chez l'agent de Mantes : de là, on
l'envoie à l'Hôtel-Dieu, sans que tous les remèdes qu'on emploie puissent calmer son délire et sa fureur. Après six semaines de séjour dans
cet hôpital, on la transfère à l'hospice de la Salpêtrière (18 vendém.
an 8). Pendant les dix-huit premiers mois, elle a de fréquens accès
de fureur et de désespoir : elle cherche à exercer des actes de la
dernière violence sur elle-même et sur les autres aliénées. On est
obligé, pour prévenir tout accident , de lui mettre le gilet de force
et même de la coudre dans ses draps. A cet état succède une mélancolie calme, mais profonde, dont l'unique objet est son ancien
amant qu'elle ne peut s'empêcher d'aimer malgré son infidélité.
Néanmoins il se manifesta encore, jusque dans ces derniers temps,
une ou deux fois l'année, des accès de fureur dans lesquels elle jure,
menace, veut se détruire. Outre ces accès éloignes, elle en avait qui
correspondaient aux époques menstruelles : alors, elle est d'une humeur bourrue, intraitable ; on ne peut lui parler sans la mettre en
colère : elle demande sans cesse Jean-Pierre ; elle ne dit que Jean-
Pierre ; personne n'est comparable à Jean-Pierre. L'orgasme utérin
cessant, le paroxysme cesse aussi , et Madelaine retombe dans son
abattement mélancolique. Depuis deux ou trois ans, Madelaine est

tranquille ; tantôt elle chante, tantôt elle est rêveuse, taciturne, et occupée de son infidèle amant. Il y a quelques jours je lui demandais si elle aimait encore Jean-Pierre : « Je l'aimerai toute ma vie, me répondit-elle ; quand on a bien aimé, on aime toujours. »

IV. *Mélancolie ascétique* (1).

Telle est la misérable condition de l'homme, que ce qui devrait toujours faire sur la terre sa consolation et son bonheur est souvent la source de ses malheurs ! Au milieu des tribulations de la vie, on se jette dans les bras de la religion, comme dans un port assuré ; de la religion on tombe dans la superstition ; de la superstition dans la mélancolie ascétique ; de là, dans les écarts les plus déplorables de la raison ; et enfin, dans toute la série des maux physiques et moraux qui en sont la suite et dont le dernier terme est presque toujours la mort la plus déplorable.

Les personnes pieuses ne sont cependant pas les seules qui soient atteintes de cette mélancolie : celles qui ont vécu dans une insouciance complète des devoirs religieux, qui ont mené la vie la plus mondaine et la plus dissolue, n'en sont pas exemptes et souvent en sont affectées à un plus haut degré (2) : celles mêmes qui, s'appuyant sur

---

(1) Α'σκητικη, qui s'occupe des choses divines, qui regarde la religion.

(2) N'a-t-on pas vu de tout temps les personnes qui, dans leur jeunesse, furent les plus dévouées au culte de l'amour, consacrer la dernière partie de leur vie au culte de la religion ? Ne pouvant plus servir sous les bannières de l'aimable dieu de Cythère, on se range sous celles de la croix : quel héroïsme ! C'est au courage des femmes qu'est surtout réservé un tel sacrifice.

> ... Quand beauté douairière
> A renvoyé son miroir à Vénus,
> Non sans regrets, sa tendresse dernière
> S'ensevelit dans la boîte aux *agnus.*
> (*Milvoye*, les quatre Ages de la femme.)

le matérialisme, semblaient n'avoir rien à craindre ni à espérer au-
delà du trépas, ont quelquefois fini, désabusées de leur système,
par tomber dans toutes les superstitions de la religion et dans les
douleurs de la mélancolie ascétique.

La mélancolie ascétique se présente sous trois états différens qui
ne sont que des degrés de la même maladie; mais dont chacun
cependant peut exister sans avoir été précédé ni sans être suivi
d'aucun autre.

1. Dans le premier, on trouve ces superstitieux dévots qui vivent
dans de perpétuelles frayeurs sur les châtimens de l'autre vie; qui
sont toujours préoccupés de grandes difficultés de leur salut; passent leur vie à fléchir le courroux des cieux par leurs larmes, leurs
ferventes prières, leurs pratiques religieuses (souvent si ridicules et
si contraires à la nature), telles que les jeûnes les macérations, les
flagellations, etc., etc.

Un des plus étonnans génies de l'Europe, notre célèbre Pascal,
fut, les dernières années de sa vie, l'esclave de tant et de si pitoya-
bles superstitions : il croyait qu'il fallait fuir le bonheur et rechercher la peine; qu'on devait s'interdir jusqu'au moindre plaisir des
sens, quelque innocent qu'il fût. Il portait habituellement sur sa peau
une ceinture hérissée de pointes de fer pour se punir des moindres
fautes, des plus légères sensualités dans lesquelles il pouvait par mé-
garde tomber; et chaque fois qu'il croyait s'être rendu coupable, il
se donnait des coups de coude pour redoubler la violence des pi-
qûres (1).

_____

(1) On sait aussi que le voluptueux abbé de *Rancé*, frappé d'un revers d'a-
mour, alla, par désespoir et par remords, s'enfermer dans le cloître de la
Trappe, qu'il avait quitté; y établit les règles les plus rigoureuses qu'on ait
encore vues dans aucun monastère; et y passa sa vie avec ses malheureux con-

8

Ces mélancoliques ne goûtent aucun repos ; ils sont dans une extrême perplexité, nuit et jour assaillis par leurs supertitieuses terreurs : *Soli huic (superstitioni) nullœ sunt per somnum induciœ, neque unquàm quiescere animum patitur, neque se colligere eum, acerbis et molestis de numine opinionibus dimotis* (1). Ils vont à chaque instant, aux pieds d'un crucifix ou aux genoux d'un confesseur, déposer les tourmens de leur conscience effrayée ; mais à peine en sont-ils sortis que de nouveaux scrupules et de nouvelles craintes, sans cesse renaissans, font de leur vie un perpétuel supplice.

Une jeune orpheline, très-adonnée à la dévotion, tombe, à l'époque de la puberté, qui fut très-laborieuse, dans une mélancolie ascétique des plus exaltées : tantôt, se croyant damnée, elle jetait des cris de douleur, se roulait par terre, voulait se précipiter ; tantôt, craignant seulement la damnation, elle se désolait, pleurait amèrement, chantait des cantiques, la messe, les vêpres ; faisait à chaque instant des signes de croix. . . . . tout cela pour chasser les diables. Elle était presque toujours à genoux, se couchait en chemise sur le pavé et se frappait la tête contre les murs pour se donner *le martyre* (2). Dans quelques cas, on voit ces superstitieux mélancoliques,

---

frères, au milieu d'austérités qui révoltent la raison et font frémir la nature : c'était un vrai mélancolique par fanatisme.

> Pour toi qui dans ces lieux, plein d'un sombre transport,
> Apportas l'épouvante, et le deuil, et la mort,
> Toi qui creusas le piége ouvert à la faiblesse,
> Va, ce Dieu dont tu crains l'équité vengeresse,
> Que tu voulus servir et méconnus toujours,
> Punira tes fureurs bien plus que tes amours.
>
> (*De La Harpe*, Réponse d'un solitaire de la Trappe
> à la lettre de l'abbé de *Rancé*.)

(1) *Plutarchi*, de Superstitione.

(2) Les accès de délire de cette malade se manifestaient toujours sous l'influence de quelque contrariété ou de quelque malaise physique occasionné par le trouble des fonctions utérines. Depuis plus de deux ans mademoiselle L. J. n'a point eu d'accès : elle est aujourd'hui fort tranquille, blâme ses extravagances passées, et sa passion outrée pour la dévotion.

religieux seulement par crainte, se montrer tour à tour respectueux et blasphémateurs envers la Divinité. *Metuunt deos superstitiosi, et ad eosdem confugiunt, adulantur iis et maledicunt, invocant et incusant* (1).

2. Dans le second degré de la mélancolie ascétique, les malades sont persuadés qu'ils seront infailliblement damnés, parce que leurs péchés, disent-ils, sont au-dessus de toute miséricorde : cette effroyable crainte des tourmens de l'enfer, qu'ils ont déjà devant les yeux, rend leur vie affreuse, insupportable ; ils voudraient la finir ; mais les brasiers ardens qui les attendent après leur mort retiennent leur bras prêt à les frapper : *Omnibus hominibus vitæ finis est mors. Superstitioni ne ea quidem. Profert enim hæc suos terminos ultra vitæ exitum, metumque vitæ diuturniorem facit, annectitque morti malorum cogitationem immortalium, etiam tùm cùm solvitur malis, ingredi se putans in mala nullum habitura finem* (2). D'autres fois cependant l'appréhension continuelle dans laquelle ils vivent leur paraît un mal plus grand que celui qu'ils redoutent, et ces furieux terminent eux-mêmes leur malheureuse existence.

Les mélancoliques qui se persuadent être ainsi dévoués irrévocablement aux flammes éternelles sont les plus redoutables de tous. De quoi n'est pas capable celui qui n'a rien à espérer dans cette vie ni dans l'autre, qui croit être arrivé au comble du malheur ? Que peut-il craindre de plus ? est-il un crime, quelque énorme qu'il soit, qui puisse l'effrayer, si sa raison délirante le lui ordonne.

Un vigneron, épouvanté par les effrayantes déclamations d'un missionnaire fanatique sur les tourmens de la vie future, perd la raison, se croit voué sans ressource aux feux éternels de l'enfer, et pense, dans son furieux désespoir, que le seul moyen qui lui reste

(1) *Plutarchus*, loc. citat.
(2) *Plutarchus*, ibid.

de sauver sa famille de ce malheur affreux est le *baptême de sang*
ou *le martyre*. Dans ce dessein , il se précipite , armé d'un couteau ,
sur sa femme, qui allait être la première victime de son officieux
massacre, si elle ne fût parvenue à s'arracher de ses mains ; mais,
deux enfans en bas âge tombent égorgés sous son fer infanticide.
Saisi par la police, et enfermé dans un cachot , pendant qu'on instruit
son procès, il tue encore un criminel qui était avec lui , toujours
dans la vue de faire une *œuvre expiatoire* et de procurer le salut
éternel aux victimes qu'il immole. Conduit comme fou aux loges de
Bicêtre , son délire, au bout de quelque temps, changea de caractère
sans être moins féroce. (Traité médico-philosophique sur l'aliénation
mentale , page 118, §. 130.)

Démonomanie.

3. Nous avons vu les mélancoliques ascétiques craindre la damnation éternelle ; nous les avons vus se croire damnés ; nous allons les
voir maintenant convaincus qu'ils sont au pouvoir du démon, qu'ils
brûlent dans les flammes de l'enfer. En voici quelques exemples :

Mademoiselle R. P. n'a plus d'âme ni de corps; le diable les a
emportés dans l'enfer. Le corps qu'elle paraît avoir n'est pas un
corps, ce n'en est que l'apparence. Elle a commis tous les crimes possibles ; c'est pour cela qu'elle est damnée : elle ne fait rien par elle-
même , c'est le diable qui agit par elle : elle ne dit pas ce qu'elle
voudrait dire ; le diable change toutes ses paroles : elle ne prononce
que des choses affreuses , parce que c'est le démon qui parle pour
elle : elle entend des voix qui vomissent mille horreurs ; ce qui la
fait horriblement souffrir : elle est la cause du malheur de tous les
hommes ; et cette idée lui cause une peine insupportable : elle a
vu le diable. Elle éprouve tous les supplices des damnés : ses tourmens
sont cruels , indéfinissables ; mais le plus grand de tous , c'est de
ne plus être sur la terre , et de le savoir : pourquoi ne fait-on pas
mourir le corps qu'elle a , afin qu'il ne fasse plus le malheur de tout

le monde ? D'ailleurs, elle n'a plus rien à espérer, puisqu'elle est damnée et au pouvoir du démon : il n'y a qu'un miracle qui pourrait la sauver, et encore.....

Cette malade paraissait dans une grande anxiété pendant que je l'interrogeais : elle me disait que mes questions lui faisaient un mal inexprimable, et elle répandait des larmes. Elle travaille tout le jour dans la chambre d'une des dames surveillantes. Quelquefois elle se rend à la visite et s'accroupit par terre près de son lit, la figure sur ses genoux, et cachée par ses mains : elle paraît fuir les hommes, car un jour que, la voyant se promener dans le jardin avec une autre aliénée, je l'abordai en lui adressant la parole, elle se mit à courir de toutes ses forces (1).

M. F. S. femme G... âgée de 60 ans environ, a le diable dans le corps depuis sa naissance, mais elle l'ignorait ; ce n'est que depuis qu'elle est à l'hospice de la Salpétrière qu'elle le sait. Elle s'est mariée à 28 ans, et a mis au monde sept enfans, dont le diable lui a dit qu'il était le père. Elle n'a jamais été bien réglée, parce que le diable empêchait ses règles de couler. Elle a toujours été sujette à des maux d'estomac, à des rhumatismes, à des migraines, à des bourdonne- mens d'oreilles, etc., et tout cela est l'œuvre du malin-esprit. Le diable prend toutes sortes de formes dans son corps : il se change

_____

(1) Cette démonomaniaque est âgée de vingt-huit ans environ. Elle a eu une grand'tante, un oncle paternel et une cousine aliénés. Elle avait été amenée à l'hospice de la Salpêtrière, en décembre 1812, déjà atteinte de démonomanie et de quelques dérangemens physiques ; et en était sortie au mois de mars 1813, n'étant pas encore bien guérie. Étant chez elle, elle ne mena pas une conduite très-régulière, et devint enceinte. En 1815, contrariée par les événemens publics, et affligée par la misère, elle éprouve une rechute, et est conduite de nouveau à la Salpêtrière. C'est en 1816 que je recueillis cette observation que j'ai donnée ici, un peu abrégée, surtout quant aux commémoratifs. Depuis cette époque, la malade est toujours dans le même état. Elle a été fort adonnée à la mastur- bation.

en loups-garoux , en serpens , en vipères , qui la déchirent à coups
de crocs et de griffes : ces diables sont noirs , d'autres sont verts ,
quelquefois ils mettent des habits blancs. Pour les voir , elle allonge
le col , les force ainsi à remonter dans sa tête , et les aperçoit dans
ses sourcils. Le diable lui arrache à chaque instant le cœur , la rate ,
le foie, et bien d'autres parties ; il les coupe en mille morceaux et les
jette à terre , mais elle a soin de les ramasser et de les remettre à
leur place. Son grand chagrin est que son cœur ait été si massacré ,
qu'il ne puisse plus redevenir ce qu'il était, ni être *recroché :* aussi ,
puisqu'elle n'est pas morte, et qu'elle peut vivre sans cœur , ce
qu'elle ne conçoit pas cependant , elle ne mourra jamais. Le diable
joue toutes sortes de comédies dans son corps : il y fait la lessive ,
galope avec des éperons, tricote avec des couteaux , fait le *mou-
linet* dans ses hanches , etc. Quelquefois il la prend à la gorge et
lui demande la bourse ou la vie : il lui dit qu'elle ne mourra pas
dans l'église, et l'excite à aller se jetter à l'eau. Il n'y a qu'un prêtre
qui puisse la guérir, ou bien un médecin en faisant une ouverture
à son corps et forçant le diable d'en sortir. Elle pense que son malheur pourrait bien être le résultat d'un *sort* que quelqu'un aurait
jeté sur elle, car son pays (Meaux en Brie) est un pays de
sorciers.

Cette femme est très-affligée de son état : souvent elle pleure en
racontant ses maux. Sa stature est peu élevée : elle a la tête penchée
sur la poitrine, le teint basané, le visage très-ridé : elle parle
d'une voix forte, avec le geste et l'accent de la colère. Son aliénation
paraît dater de son *âge critique,* où sa santé physique éprouva quelques troubles : c'est peu de temps après cette époque qu'elle fut
amenée à l'hospice de la Salpêtrière, il y a à peu près 10 ans.

Beaucoup de médecins ont consigné dans leurs ouvrages des
histoires de *démonomanie : Forestus ,* entre autres, rapporte qu'un
prédicateur célèbre, d'une constitution mélancolique, ayant été
surpris satisfaisant à un besoin naturel au milieu des champs, et
s'imaginant par là avoir commis une grande indécence, un crime

digne de la prison et de la damnation , s'écria aussitôt qu'il se sentait
déjà brûler par les flammes éternelles et enseveli au fond des enfers
pour ses péchés. Il voyait les étoiles tomber du ciel ; il disait que le
diable venait coucher avec lui. Apercevant *Forestus* son médecin :
« Sentez le souffre qui s'exhale de ma bouche , oui je suis consumé
par le feu éternel » (1).

Les démonomaniaques , surtout ceux qui le sont déjà depuis quelque temps , ont ordinairement le visage sillonné de rides et très-
décrépit , même dans un âge peu avancé ; l'air hagard , exprimant
la menace et la fureur ; le teint sale et basané : leur transpiration et
leur haleine exhalent une odeur très-fétide , ce qui est peut-être
la cause qui fait croire à beaucoup d'entre eux qu'ils renferment dans
leur corps toutes les vapeurs sulfureuses de l'enfer.

Les femmes , plus dévotes et plus superstitieuses que les hommes ,
sont plus exposées qu'eux à tomber dans la démonomanie. Il y en a
maintenant à la Salpêtrière cinq ou six atteintes de cette terrible
maladie ; à peine , si dans tous les établissemens d'aliénés de la capitale on trouverait un ou deux hommes qui en fussent attaqués.

La démonomanie peut se propager épidémiquement , par frayeur
ou par une sorte de sympathie morale. N'est-ce pas de l'une ou de
l'autre manière qu'elle s'empara des ursulines de Loudun , de Lou-
viers ; qu'elle porta ses ravages en Italie , en Allemagne , et dans
quelques autres contrées ?

Les démonomaniaques , aujourd'hui regardés , à bon droit , comme
des aliénés ; traités comme tels dans des établissemens *ad hoc*, et
quelquefois guéris par les seuls secours de la médecine ; les démonomaniaques , dis-je , étaient , dans les siècles passés , considérés comme
possédés du demon , et jetés dans les flammes : c'est ainsi que des
mélancoliques , des épileptiques , des hypochondriaques , des hys-

---

(1) De cerebri morbis , observat. 12.
Ce que j'ai cité de cette observation n'est qu'un faible fragment de celle que
j'indique.

tériques, etc., qui se croyaient ou étaient crus possédés du démon,
périssaient sur des bûchers allumés par l'ignorance des magistrats ou
le barbare fanatisme du tribunal sanguinaire de la *sainte inquisition*.

Ces absurdes et pernicieuses erreurs, grâces aux lumières répandues
par les sciences, sont maintenant presque entièrement extirpées,
et n'existent plus que dans quelques contrées étrangères aux progrès
de la civilisation, et dans quelques têtes, qui, comme le disait,
dans une de ses leçons, le célèbre cranologue allemand, paraissent
façonnées pour la superstition.

Quand le bon sens ne nous défendrait pas de croire aux *possessions
du démon*, l'expérience et l'analogie nous feraient un devoir de n'y
ajouter aucune foi. En effet, les histoires des prétendus possédés,
comparées à celles des démonomaniaques, des épileptiques, etc.,
que nous recueillons tous les jours, ne nous permettent pas de douter
de leur parfaite identité ; d'où nous devons conclure que tous ceux
qu'on appelait, depuis la plus haute antiquité jusque dans le siècle
dernier, *possédés des furies*, *démoniaques*, *sorciers*, *magiciens*,
vampires, etc., étaient des malheureux dont l'esprit était aliéné,
ou des jongleurs qui voulaient en imposer (1).

Les signes auxquels on croyait reconnaître la *véritable possession
du démon* montrent jusqu'où allait l'ignorante superstition de ces
temps-là. Si un prétendu *possédé* tombait dans des accès de fureur,
de convulsions ; poussait des hurlemens affreux à la vue ou au
contact des choses saintes, telles que de l'eau bénite, de l'étole
du prêtre, de l'évangile, des reliques, etc., la *possession* était

(1) Plusieurs auteurs modernes ont avancé une opinion très-vraisemblable
lorsqu'ils ont dit que l'on s'est servi des aliénés pour rendre des oracles ; et, réellement, les convulsions, les extravagances, les accès de fureur de certains aliénés
mélancoliques, surtout de mélancoliques fanatiques, offrent une si grande res-
semblance avec ceux des sibylles, des pythonisses, des prophétesses, que l'on
est très-porté à croire que ces *oracles* n'étaient que des délirantes que la fourberie des prêtres faisait passer pour des *inspirées*, des êtres agités de l'*esprit
divin*.

indubitable. Selon d'autres, on reconnaissait la *démonification* à la faculté de pouvoir lire, comprendre, parler, écrire toutes sortes de langues sans les avoir jamais apprises. Quelques-uns prétendaient que, pour s'assurer de la *possession*, il fallait jeter à l'eau, après leur avoir fortement serré les membres avec des liens, ceux que l'on soupçonnait au pouvoir du diable, et s'ils surnageaient, ils étaient réputés *possédés*. Il y en a qui ont affirmé qu'on distinguait les *véritables énergumènes des énergumènes simulés*, au pouvoir qu'avaient les premiers de rester suspendus en l'air sans aucun soutien. Mille autres absurdités de ce genre étaient autrefois et naguère encore regardées comme des caractères non équivoques de *diablerie, de possession, de pacte démoniaque.*

Nous terminons cet article en disant que la démonomanie, comme nous l'avons déja fait entrevoir, a existé dès les temps les plus reculés du paganisme (1). Ces grands personnages, si fameux dans l'antiquité par leurs malheurs ou leurs crimes affreux, qui se croyaient continuellement tourmentés par les *furies*, n'étaient-ils pas des démonomaniaques, puisque les *furies* étaient les ministres des *enfers* des anciens, comme les *démons* sont les ministres des *enfers* des modernes ?

V. *Mélancolie qui consiste dans la peur de la* police.

Autrefois les établissemens d'aliénés étaient peuplés d'infortunés que la terreur des vengeances divines avait jetés dans la mélancolie: aujourd'hui on ne voit dans ces asiles que des malheureux dont la

---

(1) De Pauw rapporte qu'il y avait autrefois beaucoup de prétendus possédés du démon aux environs des lacs Sirbon et Asphalite, lacs qui répandaient au loin dans l'atmosphère des vapeurs très-délétères, que l'auteur regarde comme la cause de cette maladie. (Recherches philosophiques sur les Egyptiens et les Chinois, etc., par M. *De Pauw*. In-12, 1774, t. 1, part. 1, sect. 3, p. 167 et 168.)

raison est égarée par la crainte des châtimens de la justice civile. Autant le nombre des premiers est diminué, autant le nombre des seconds est augmenté.

Tels sont les effets de la prépondérance alternative du pouvoir de la religion et des lois civiles sur l'homme.

L'analogie de ces deux mélancolies est évidente. Dans l'une, peur des châtimens de la *vie future ;* frayeur des *démons* et de l'*enfer ;* dans l'autre, peur des châtimens de la *vie présente,* frayeur des officiers de police et de l'échafaud.

La mélancolie caractérisée par la peur de la *police* présente, comme la mélancolie ascétique, trois degrés ou états différens. Dans le premier, appréhension de tomber entre les mains de la *justice ;* dans le second, persuasion qu'on est condamné au cachot, aux *fers,* à la guillotine; dans le troisième, conviction qu'on subit actuellement la peine portée contre soi par la sentence des juges. Ainsi, dans ce dernier cas, les malades prennent leur habitation pour une maison d'arrêt; les personnes qui les entourent pour des surveillans de la *police.* On lit même dans Galien et Alexandre de Tralles, qu'un certain tyran était plongé dans une mélancolie très-profonde, persuadé qu'on lui avait tranché la tête.

Parmi les exemples que j'ai observés de cette mélancolie, je vais en rapporter deux qui suffiront, je crois, pour achever de donner une idée exacte de cette sorte de délire.

M. L. J. S. s'étant brouillée avec une de ses amies par opposition d'opinion politique, et ayant fait part à plusieurs personnes de cette rupture et du motif qui y avait donné lieu, s'imagina bientôt qu'elle avait été dénoncée et que la *police* était à sa poursuite. Elle prend les passans pour des gens chargés de se saisir d'elle. Frayeurs continuelles d'être traînée en *justice* et punie du dernier supplice. Pour échapper à ce danger imaginaire, elle cherche à se suicider. On la conduit à l'hospice de la Salpêtrière; elle se croit enfermée dans une prison. A l'entendre, elle est la plus coupable des femmes; elle a commis les plus grands crimes; elle est cause de la mort de sa mère (qui ce-

pendant vit encore); elle est cause de la mort de milliers de personnes qu'elle a compromises et qui tous les jours périssent pour elle
au milieu des flammes : elle entend sans cesse leurs cris lamentables :
elle sent l'odeur des feux et de la fumée des bûchers. Quelle effroyable manière de faire périr le monde ! Que ne la fait-on mourir
elle-même pour arrêter tant de malheurs?

Cette fille, ouvrière en linge, âgée de cinquante ans, a la douleur
de la mélancolie peinte sur la physionomie. Elle pleure presque
continuellement, surtout quand on lui parle. Sa voix est douce et
plaintive : elle chérit beaucoup la mémoire de sa mère (dans la
persuasion où elle est qu'elle n'existe plus).

Elle est entrée à l'hospice de la Salpêtrière le 17 septembre 1816 ;
son délire persista, au même degré, environ jusqu'au mois de janvier
1817 ; puis, le rétablissement de la raison revint par degrés, et cette
fille sortit le 7 juin suivant, parfaitement guérie de toutes ses chimères.

P. V., femme D., ouvrière en linge, s'accuse d'avoir abusé de la
confiance de ses pratiques en leur retenant quelquefois des morceaux d'étoffe (1). Ainsi elle est une malheureuse indigne de vivre, et
poursuivie par la *justice* pour être punie comme elle le mérite. Son
crime est irrémissible ; tout l'univers en est instruit ; tout le monde
l'observe, l'épie ; toutes les personnes qui sont ici (l'hospice de la
Salpêtrière qu'elle prend pour une maison de détention) n'y sont
que pour la surveiller : moi-même, je suis envoyé par la *police* pour
l'espionner et la faire conduire au supplice : elle me voit écrire, c'est
sa sentence de mort que je dresse ; elle me prie de la condamner à

---

(1) Les notes que le docteur *Esquirol* a recueillies sur le commémoratif de
cette mélancolie, d'après le rapport du mari de la malade, et qu'il a eu la bonté
de me communiquer, ne font point mention de ces prétendus larcins. Les renseignemens qu'elles contiennent ne paraissent nullement propres à donner lieu
à cette espèce de délire ; nous les avons négligés et nous sommes bornés à laisser
parler la malade.

quelque emploi, à quelque travail pénible qui lui fasse expier son crime et la sauve de la guillotine. Elle a bon appétit, mais elle mange très-peu, parce qu'elle est indigne de la nourriture qu'on lui donne.

Cette femme, Flamande d'origine, est âgée de quarante-huit ans, d'une forte constitution et d'une santé très-bonne, quant au physique. Elle est taciturne, s'occupe tout le jour à tricoter, et est souvent dans les larmes. Son état n'a point changé depuis trois ans que je l'observe.

Quelquefois ces mélancoliques demandent instamment la mort; mais qu'on ne s'y trompe pas, c'est parce qu'ils la redoutent qu'ils affectent de la braver.

> Multi absentem audent mortem contemnere, quæ mox
> Terret eos, veris repræsentata periclis.

Cette mélancolie est particulièrement le partage des esprits faibles et timorés, surtout dans les temps de troubles politiques, de discordes civiles, comme ceux qui nous ont passé sous les yeux depuis vingt-cinq ans, où la police exerce une inquisition si sévère. Il est rare qu'elle attaque les grands coupables, qui, habitués à courir mille dangers réels, ne sont guère accessibles aux terreurs paniques.

VI. *Mélancolie-suicide* ou *spleen*.

Toute mélancolie, lorsqu'elle est parvenue à son plus haut degré d'intensité, peut produire le suicide, qui n'est alors que l'effet de la fureur ou du désespoir.

Mais il est une mélancolie d'un caractère fort singulier, dont l'unique objet est l'ennui, le dégoût de la vie et une impulsion invincible à se détruire : c'est de celle-ci que nous voulons parler.

Les Anglais ont donné à cette maladie le nom de *spleen*, et les Français celui de *maladie anglaise*, comme si elle était particulière à l'Angleterre, et que nous n'eussions pas quelquefois occasion de l'observer parmi nous.

Il est vrai qu'on a voulu établir une différence entre le *spleen* et la mélancolie, qui, en France, comme dans d'autres contrées, fait naître un penchant indomptable au suicide.

Chez les Français, dit-on, ce sont les revers de fortune, et plus encore la lassitude de l'existence qui font naître cette maladie : en Angleterre, au contraire, c'est un état opposé; c'est le bonheur même qui produit le *spleen*.

Il ne fallait rien moins que l'imposante autorité de l'immortel auteur de l'Esprit des lois pour accréditer cette opinion. « Les Anglais, (dit ce philosophe) se tuent sans qu'on puisse imaginer aucune raison qui les y détermine; ils se tuent dans le sein même du bonheur » (1). Comment l'illustre Montesquieu a-t-il pu supposer qu'un homme jouissant des avantages de la fortune, des commodités et des délices de la vie, satisfait dans ses goûts, satisfait dans ses plaisirs; qu'un homme enfin, *dans le sein même du bonheur,* soit tenté de finir un destin si prospère? C'est un problème qui, je crois, sera long-temps à résoudre, car l'idée du bonheur jointe au dégoût de la vie est un paradoxe invraisemblable.

Ne pourrait-on pas, expliquer, par des raisons au moins plausibles, la fréquence du suicide chez les Anglais de la classe élevée de la société, qu'on appelle ordinairement *les heureux du monde?*

Les Anglais *se tuent dans le sein même du bonheur....:* mais ne savons-nous pas que *le bonheur,* comme le dit J. J. Rousseau, *n'a point d'enseigne extérieure ; que, pour le connaître, il faudrait lire dans le cœur de l'homme heureux ?* Est-ce parce qu'ils sont puissans en richesses, en honneurs, en dignités, qu'on les croit au comble de la félicité ? Il s'en faut que ce soient tous ces biens qui procurent le contentement et la sérénité de l'âme. La vie n'a d'appas pour l'homme qu'autant qu'il a quelque chose à désirer : dès qu'il est parvenu au sommet de la fortune, qu'il a contenté tous ses désirs,

---

(1) Esprit des lois, liv. 14, chap. 12. Des lois contre ceux qui se tuent eux-mêmes.

il s'ennuie; et cet ennui peut être porté jusqu'au point de désirer la mort (1). Aussi sont-ce les riches habitans d'Albion, ces nobles orgueilleux, qui, pour se distraire, viennent promener leur faste et leur oisiveté dans nos belles contrées, et surtout dans cette brillante capitale, sont-ce ces sortes de gens, dis-je, chez lesquels se font le plus vivement sentir cet affreux vide de soi-même, cette horrible satiété de la vie qui conduisent au suicide. Si à ces motifs on ajoute les considérations suivantes : le sombre horizon de l'Angleterre, si propre à porter dans l'âme des impressions tristes et monotones; le grand abus que font les Anglais des boissons enivrantes; et enfin leur passion pour l'étude de la philosophie, de la politique, des belles-lettres, qui, comme l'ont observé les philosophes de tous les temps, engendre la mélancolie, l'on aura les principales causes du spleen. Qu'on ne dise donc plus, avec Montesquieu, que « les Anglais se tuent sans qu'on puisse imaginer aucune raison qui les y détermine. »

De ces causes, que nous venons d'énoncer ici par anticipation, les unes n'existant point en France, et les autres étant moins énergiques, on se rend aisément compte du peu de disposition des Français à la mélancolie dont nous parlons.

Les personnes tourmentées de la mélancolie-suicide craignent souvent autant la mort qu'ils détestent la vie : de là un combat

_____

(1) « Que ne puis-je, écrivait M.me *De Maintenon* à M.me *De La Maisonfort*,
« vous faire voir l'ennui qui dévore les grands, et les peines qu'ils ont à remplir
« leurs journées ! Ne voyez-vous pas que je meurs de tristesse dans une for-
« tune qu'on aurait eu peine à imaginer......? J'ai été jeune et jolie; j'ai
« goûté des plaisirs; j'ai été aimée partout; dans un âge plus avancé, j'ai
« passé des années dans le commerce de l'esprit; je suis venue à la faveur, et
« je vous proteste, ma chère fille, que tous les états laissent un vide affreux. »
(Lettres de M.me *De Maintenon*, nouvelle édition, à Paris, 1806 ; t. 5, lettre 6
à M.me *De La Maisonfort.*)

Dans un autre moment d'ennui, elle disait au comte d'*Aubigné*, son frère :
« je n'en puis plus, je voudrais être morte. »

intérieur qui ajoute encore au tourment de leur esprit et retarde l'exécution de leur funeste projet, jusqu'à ce qu'enfin l'ennui de vivre l'emporte sur l'horreur de mourir : alors ces malheureux, cédant au penchant qui les entraîne, et bien décidés à terminer leur insipide existence, font, avec un sang-froid et une tranquillité imperturbables, tous les apprêts de leur fin tragique. Rien ne peut les retenir, ni les prières d'un ami, ni les larmes si puissantes d'une épouse, d'un fils, d'un père, d'une mère, d'un frère qui embrassent leurs genoux : ils sont inexorables : ils ont brisé d'avance les liens du sang et de l'amitié : ils sont déjà morts pour la société avant d'avoir cessé de vivre. C'est en vain que vous leur diriez, comme Vozcestre à son ami Arondel,

> La vie est un dépôt confié par le ciel ;
> Oser en disposer, c'est être criminel.
> (*Gresset* : tragédie d'*Edouard III.*)

S'ils sont sourds à la voix de la nature, que pourrait faire la religion ?

Nous allons, par deux observations particulières, confirmer l'idée générale que nous venons de donner de cette mélancolie-suicide (1).

M. ***, âgé d'environ vingt-sept ans, natif de la Bourgogne, également favorisé de la nature et de la fortune, aimait passionnément une demoiselle. Depuis long-temps il sollicitait en vain l'assentiment de ses parens pour l'épouser : mais enfin l'amour triompha, et cet heureux amant se vit au comble de ses vœux. Un mois était à peine écoulé depuis son mariage, que tout à coup il tombe dans la tris-

---

(1) Beaucoup d'auteurs ont écrit sur cette maladie, mais ils ont presque tous négligé les histoires particulières. On en trouve à peine de bien détaillées dans les auteurs anglais, qui cependant auraient pu nous en fournir une si riche collection. *Darwin* n'en rapporte qu'une, celle de lord *Sc...*, qui se brûla la cervelle parce qu'il *était*, disait-il, *fatigué de l'insipidité de la vie.* (Zoonomie, par *Erasme Darwin* ; trad. sur la 3.ᵉ édit., par *J. F. Kluiskens*, t. 4, p. 105.)

tesse, le dégoût de la vie, et l'affreux penchant au suicide. Tout ce que peut suggérer la tendresse d'une jeune épouse aimante, la sollicitude de toute une famille dont il était chéri, fut mis en œuvre pour le distraire de ses sombres idées et le réconcilier avec la vie : peine inutile ; ce malheureux est toujours abîmé dans son horrible mélancolie. Il quitte la Bourgogne et vient à Paris avec son frère, qui l'aimait beaucoup, pour consulter les médecins sur son état. Le lendemain de son arrivée, il se rend chez le docteur *Esquirol,* lui expose sa maladie, et lui promet de revenir le jour suivant se confier à ses soins dans son établissement. Le jour suivant arrivé, ce jeune homme sort de son hôtel dès six heures du matin, achète une paire de pistolets, rentre à sept heures, et propose à son frère de partir de suite pour Rouen : celui-ci lui objecte la parole qu'il a donnée au docteur *Esquirol,* ajoutant qu'il serait au moins convenable d'aller le prévenir de ce changement et le remercier de l'intérêt qu'il lui a témoigné. . . . . A l'instant M.*** s'arme de ses deux pistolets, et posant le bout du canon de l'un sur le front de son frère : «Si tu ne consens à partir avec moi sur - le - champ, je te brûle la cervelle avec ce pistolet, et me la brûle ensuite à moi-même avec cet autre (qu'il tenait de la main gauche).» Le frère tombe à ses pieds sans connaissance : revenu de son évanouissement, il ne voit plus l'infortuné qui l'avait menacé : il tremble qu'il ne soit allé se donner la mort dans un lieu écarté : il court aussitôt porter son signalement à la police, et demande qu'on fasse faire les recherches les plus actives pour le découvrir. De son côté, il ne néglige rien de ce qui pouvait lui procurer des renseignemens sur son compte : il le demande dans la capitale à ses amis, à ses connaissances ; il le demande en province, par des lettres qu'il envoie de toutes parts. Le jour même il reçoit de la police la nouvelle qu'on a trouvé dans la forêt de Senart le cadavre d'un homme qui s'est brûlé la cervelle. Il se transporte au lieu indiqué, et, ô douleur ! il reconnaît qu'il n'a plus de frère.

Tout porte à croire que cette fatale mélancolie était produite par le dégoût de la vie, amené par la satiété des jouissances.

À peine M*** vit-il les vœux de son amour exaucés; à peine fut-il le maître d'un bien qu'il regardait comme devant faire sa félicité éternelle; à peine les premières sensations des voluptés de l'hymen furent passées, il s'ennuya : sans doute, l'enchantement avait disparu; la coupe du bonheur était épuisée; et après les plaisirs dont il était rassasié, l'avenir ne pouvait plus lui offrir d'attrait nouveau.

M*** avait lui-même, la veille de sa mort, confessé au docteur *Esquirol* que son dégoût de la vie n'était le résultat d'aucune maladie physique, d'aucune contrariété, d'aucune peine morale; il lui affirma, au contraire, qu'il n'avait de tous côtés que des sujets de contentement; qu'il ne savait à quoi attribuer un changement aussi extraordinaire dans son âme, et lui témoigna le plus vif désir de guérir.

Son frère, en venant annoncer à ce médecin la fatale catastrophe, lui fit une déclaration confirmative.

La seconde observation n'est pas un exemple moins frappant des atteintes de la mélancolie-suicide, au milieu même des prospérités de la vie.

Philippe Mordant, âgé de 27 ans, cousin-germain du fameux comte de Pétersboroug, paraissait né tout exprès pour le bonheur. Il avait un beau physique, de l'esprit, de la fortune, une naissance illustre, de grandes espérances, et une maîtresse dont il était adoré. Nonobstant tant de sujets d'être heureux, ce jeune homme tomba dans l'ennui, le dégoût de la vie, et résolut de terminer brusquement sa carrière. Il paya ses dettes, écrivit à ses amis pour leur faire ses derniers adieux, et se brûla la cervelle. La raison qu'il donna d'une pareille conduite, était que son âme était lasse de son corps, et que, quand on est mécontent de sa maison, il faut en sortir. Il semblait, dit l'auteur qui rapporte ce fait, qu'il eût voulu mourir parce qu'il était dégoûté de son bonheur. Ce jeune homme fit, avant

10

de se suicider, des vers dans lesquels il indiquait sa fatale résolution :
voici les quatre derniers, traduits en français :

> L'opium peut aider le sage ;
> Mais, selon mon opinion,
> Il lui faut, au lieu d'opium,
> Un pistolet et du courage.
>
> (*Voltaire*, Dictionnaire philosoph., art *Caton*. Ce fait est aussi
> consigné dans l'esprit de l'Encyclop. , édition in 8°, an 8 de
> la république, art. *suicide*.)

Tous ceux qui sont comblés des faveurs de la fortune n'éprouvent
pas cet ennui de la vie ni cette indomptable impulsion au suicide.
Les personnes qui sont plus particulièrement susceptibles de ressentir
ces tristes atteintes, sont celles qui ne savent pas allier les occupations utiles avec les occupations agréables ; qui s'abandonnent entièrement aux plaisirs des sens ; qui, toujours le cœur vide, ne peuvent
vivre avec elles-mêmes ; alors, ayant épuisé toutes les jouissances,
elles meurent d'ennui, faute de nouvel aliment.

Sont encore, et bien plus peut-être exposés à cette maladie, ces
jeunes gens qui ont une imagination ardente, exaltée ; un esprit
romantique, rempli de ces belles illusions que quelques philosophes
et romanciers se sont plu à représenter comme des réalités : épris de
ce bonheur idéal, ils le cherchent partout ; et, quand ils ont essayé
de tout, sans jamais le rencontrer, désabusés de leurs belles chimères,
la vie leur devient insupportable.

La mélancolie-suicide ou le *spleen*, semble donc naître au sein
des jouissances et de l'excès même des jouissances.

Elle diffère essentiellement de cette mélancolie dont l'impulsion
au suicide n'est que le résultat de l'excès du malheur, ou dépend
d'un état phrénétique.

Dans le premier cas, le dégoût de la vie et le désir d'en sortir par
un acte de violence, forment l'objet unique et primitif de la mélancolie ; dans le second, ces deux états ne sont que secondaires à une

mélancolie déja existante et portée à son plus haut degré d'intensité.

Cette dernière est très-commune dans les établissemens destinés
aux aliénés. Ceux qui en sont affectés ne sont pas moins opiniâtres
que les premiers dans leur funeste résolution. La surveillance la plus
exacte ne vient pas toujours. à bout de prévenir l'exécution de leur
fatal dessein. En vain les prive-t-on de tout instrument dont ils pourraient se servir contre eux-mêmes ; les place-t-on au rez-de-chaussée
de crainte qu'ils ne se précipitent ; leur lie-t-on les mains pour les
empêcher de s'étrangler ou d'avaler des choses nuisibles ; les fixe-t-on
inamoviblement afin qu'ils ne puissent se fracasser la tête contre les
murailles ou le pavé de leur habitation....., précautions inutiles :
ils usent de la seule ressource qui leur reste , ils se laissent périr de
faim.

Quelquefois ces mélancoliques , voulant assurer le salut de leur
âme après leur mort , ont recours à un stratagème épouvantable :
ils ne veulent pas se tuer eux-mêmes, car ils mourraient coupables
d'un péché mortel et seraient damnés : ils assassinent le premier
qui leur tombe sous la main ; cet homicide les conduit à l'échafaud ;
et , avant de périr de la main du bourreau, ils se confessent , et les
voilà sauvés. (Voy. un fait de ce genre rapporté d'après *Helvétius* ,
page 144.)

VII. *Mélancolie qui consiste dans une erreur de l'imagination sur la
nature de notre espèce, de notre organisation, de nos fonctions.*

On aurait de la peine à imaginer et à croire toutes les bizarreries
auxquelles donne lieu le délire de la raison , si l'observation journalière et les fastes de la littérature ne nous en attestaient l'existence.
Arétée , Cœlius Aurélianus , Alexander Trallianus et autres
auteurs , ont rapporté plusieurs exemples forts singuliers de cette
sorte de délire exclusif : les malades s'imaginaient , les uns, être des
vases d'huiles , et avaient toujours peur d'être renversés ; les autres,

être d'argile, et n'osaient avaler aucun liquide, appréhendant d'être dissous ; d'autres se croyaient revêtus de la peau d'un animal, ou changés en coq, en passereau, et cherchaient à en imiter le chant : ceux-ci, persuadés qu'ils étaient métamorphosés en rossignol, déploraient la mort d'Itys (1) ; ceux-là, nouveaux Atlas, craignaient de laisser tomber le ciel, et d'être écrasés avec tout le genre humain. Une femme, pensant que son doigt *medius*, qu'elle tenait toujours dans l'érection, servait de soutien à toute la terre, appréhendait sans cesse qu'il ne vînt à se fléchir, et ne laissât s'écrouler l'univers entier.

Il y a des mélancoliques qui prétendent être morts, et, comme tels, n'avoir pas besoin de manger.

Un ancien tyran se plaignait continuellement qu'on lui avait coupé la tête. (*Galien*, *Alex. de Tralles.*)

Les trois filles du roi Prœtus, se croyant transformées en vaches, faisaient retentir les campagnes de leurs faux mugissemens.

> *Prœtides implérunt falsis mugitibus agros.*
> (*Virgilii* Bucolica, ecloga 6.)

Nabuchodonosor, déchu de sa grandeur, fut atteint d'un délire analogue, et paissait l'herbe dans les champs.

Henry-Jules de Bourbon, fils du Grand-Condé, devint cynanthrope, et aboyait à l'instar des chiens (2).

M. *Pinel* a vu un mélancolique qui se croyait d'une nature diffé-

---

(1) Itys était fils de Térée roi de Thrace, et de Progné sœur de Philomèle : il fut tué par sa mère et servi à son père dans un festin.

(2) M. *Haldat*, secrétaire de la société académique de Nancy, a recueilli, il y a peu d'années, un fait de ce genre. Le malade qui en fournit le sujet était lycanthrope : il s'échappait la nuit de sa maison, pour aller courir dans les champs ; il hurlait comme les loups ; entrait quelquefois en fureur avec désir de mordre. Cette observation fut envoyée à la Société de la Faculté de médecine de Paris, et lue dans la séance du 20 mars 1806. (Voy. *Pinel*, aliénation mentale, p. 115.)

rente de celle des autres hommes. Il prétendait qu'il ne devait pas marcher, parce que ses jambes, fragiles comme le verre, se briseraient ; ni se moucher, parce que son nez resterait dans son mouchoir ; ni faire sa barbe, parce qu'il ne pourrait se dispenser de se couper la gorge, etc. (*Pinel*, Alién. ment., page 95.)

Doivent se ranger, je crois, dans la même catégorie, ces mélan-coliques qui sont convaincus avoir, les uns, le ventre plein de grenouilles, de serpens ; les autres, tous les flots de la mer enfermés dans leur vessie, etc., etc. (1)

Quelquefois le délire roule sur l'idée qu'on a changé de sexe :

Ainsi, beaucoup d'entre les Scythes nomades, devenant, à la fleur de leur âge, impropres aux fonctions de la génération, s'imaginaient avoir changé de sexe ; et, pour se conformer à leur nouvel état, qu'ils regardaient comme une punition divine, adoptaient l'habillement, les manières, les habitudes et les travaux des femmes ; d'où vient qu'on les appelait αναν∂ριεῖς, c'est-à-dire, *efféminés*. (2)

Le docteur *Esquirol* m'a communiqué une observation de ce genre, dont le malade qui en fait le sujet a été confié à ses soins.

M.*** âgé de 27 ans, grand, d'une peau très-blanche, d'une physio-nomie douce, fut élevé, au milieu des prestiges de la fortune, par une mère tendre, mais trop faible, qui ne le contraria jamais dans ses fantaisies ni dans ses caprices. Il reçut une éducation distinguée,

---

(1) La démonomanie, dont nous avons donné l'histoire à l'article de la *mé-lancolie ascétique*, se rapporte aussi à cette espèce de délire.

(2) Selon Hérodote, les Scythes regardaient cette maladie comme une ven-geance de *Vénus Uranie* dont ils avaient pillé le temple à Ascalon.

Hippocrate attribue cette impuissance principalement au climat presque con-stamment froid et humide des déserts de la Scythie, à la complexion excessive-ment lâche et cacochyme des Scythes nomades, et surtout à l'habitude de ces peuples d'être toujours à cheval, position dans laquelle les parties géni-tales externes, flasques et volumineuses comme le reste du corps, éprouvaient un ballottement continuel, d'où devait résulter, pour ces organes, un œdème et une polysarcie qui les rendaient inaptes à remplir leurs fonctions.

et s'était livré avec quelques succès à l'étude des arts. Il montra toujours beaucoup d'originalité. Il fuyait le faste et les sociétés bruyantes.
Il aimait cependant à vivre dans l'aisance, mais tranquillement et
commodément. Il se plaisait souvent à jouer la comédie et à y remplir
les rôles de femme: il avait, pour ce travestissement, un goût particulier
qui lui était resté de son enfance. Tout à coup, sans cause connue,
M.*** est pris de délire : il se croit transformé en femme : il en affecte
la voix, le langage, la démarche et toutes les manières : il cherche
à en imiter l'habillement par l'arrangement qu'il donne à ses vêtemens. Il met des rubans à ses bras, à son cou, en forme de bracelets,
de collier. Quelquefois il pare sa tête de fleurs. Un jour que son
médecin voulait soulever le garrick dont il s'était couvert à cause du
froid, il recula avec indignation, et se plaignit de l'indécence de ce
procédé très-injurieux, disait-il, pour une femme. Après deux
mois de durée, ce délire se dissipa et la raison parut rétablie. Le
médecin conseilla aux parens du jeune homme de le faire voyager
pour empêcher qu'il ne retombât dans ses anciennes habitudes, mais
on ne tint aucun compte du conseil : le délire reparut pire que la
première fois, et même avec des accès de fureur.

VIII. *Mélancolie panophobique* (1).

Dans plusieurs des mélancolies précédentes, nous avons déjà vu
la peur jouer un grand rôle; mais c'était uniquement la peur d'une
seule chose, d'un seul objet.

---

(1) Adjectif de *panophobie*, qui signifie *peur de tout*, dérivé de παν *tout*
(nom que les Grecs ont donné au dieu Pan, parce qu'il préside à toute la
nature), et de φοβος *peur*.

Quelques étymologistes prétendent que cette dénomination est synonyme
de *frayeur nocturne*, parce que, pendant la nuit, nous sommes effrayés souvent par tous les objets qui frappent nos sens. Dans ce cas, la panophobie ne
serait point une aliénation mentale. Nous ne sommes point de l'avis de ces
derniers; nous regardons la panophobie comme une maladie de l'esprit, qui
attaque aussi-bien le jour que la nuit.

Dans la mélancolie panophobique, c'est la peur de tout, qui fait le tourment des malades. Toutes les impressions qu'ils reçoivent les frappent de terreur. L'observation suivante présente ce délire à son plus haut degré.

Une dame âgée de trente ans, d'une imagination vive et exaltée, a il été élevée selon les principes d'une morale sévère; mais elle n'est pas plutôt mariée, que sa légèreté, son étourderie, son goût pour la galanterie, l'entraînent au sein des sociétés et lui font commettre quelques imprudences. Ce genre de vie augmente prodigieusement sa susceptibilité nerveuse. Elle devient successivement en proie à un grand nombre de dérangemens physiques et moraux, tels que l'hystérie, la nymphomanie, terreurs paniques, idées chimériques de mille espèces. Conduite dans l'établissement du docteur *Esquirol*, la crainte et la terreur sont peintes sur son visage. Pendant toute la nuit, ce n'est que cris d'épouvante. Elle vomit des injures; veut être seule; et un instant après appelle tout le monde. Elle s'imagine qu'on veut l'étouffer entre deux matelas. Tout ce qui vient frapper ses sens fait son supplice. Le bruit qu'elle fait en se remuant l'alarme; le bruit des portes, du vent, des arbres, tout l'effraie; le plus léger son la fait tressaillir, augmente ses craintes, excite ses cris, renouvelle ses convulsions, accroît son délire. S'approche-t-on d'elle, elle a peur; s'éloigne-t-on, elle a peur; si l'on parle, c'est d'elle et contre elle; on complote, on veut la faire périr. Si l'on crache, si l'on se mouche, c'est sa sentence qu'on prononce. Elle a peur d'elle-même; elle a recours aux supplications les plus énergiques pour fléchir ceux qui l'entourent. Veut-elle prendre quelque chose, ce n'est qu'en tremblant qu'elle y touche; si elle mange, ce n'est qu'après qu'on y a goûté. Cet état de frayeur continuelle dure trois jours. Le calme de la lassitude survient. Alors cette dame est raisonnable. On lui donne des consolations: on cherche à dissiper ses craintes: on lui fait parcourir toute la maison: on la promène au-dehors. Elle reste plus tranquille: mais elle est triste, rêveuse, déchirant son linge. Elle mange peu et ne veut plus se promener.

Le sixième jour, ses craintes se réveillent, mais avec moins de violence, et elles durent moins. On combat ses craintes ; on l'oblige de se
promener. Les règles, qui étaient supprimées, reparaissent après
quinze jours de traitement. Le calme et la raison reviennent. Enfin,
après deux mois de séjour dans l'établissement du docteur *Esquirol*,
cette dame est rendue à une santé parfaite, à quelques craintes près,
qui ne tardèrent pas à se dissiper quand elle se retrouva au sein
de sa famille (1).

Ordinairement cette espèce de délire mélancolique persiste bien
plus long-temps ; il peut même durer toute la vie. Il attaque surtout
les femmes nerveuses, craintives, pusillanimes.

CAUSES DE LA MÉLANCOLIE.

Les aliénations mentales et surtout les délires infiniment variés
de la mélancolie, sont, de toutes les maladies qui peuvent affliger
l'homme, celles qui dépendent de causes les plus nombreuses et les
plus fréquentes.

Parmi ces causes, les unes existent au-dedans de nous, les autres
hors de nous ; les unes exercent immédiatement leur action sur le
physique, les autres l'exercent sur l'esprit ; les unes agissent directement, les autres indirectement ; les unes ne font que prédisposer
à ces maladies, les autres les développent subitement. Tels sont les
divers points de vue sous lesquels nous allons considérer les causes
de la mélancolie.

---

(1) Cette observation est extraite, en abrégé, de l'excellente dissertation du
docteur *Esquirol*, sur les *passions considérées comme causes, symptômes et
moyens curatifs de l'aliénation mentale*, p. 65. (Paris, 1805.)

CAUSES PHYSIQUES INTERNES.

Ages (1).

Les âges, étant comme les foyers d'où sortent toutes les passions qui viennent assaillir l'homme, doivent, dans quelques cas, exercer une grande influence sur le développement de la mélancolie. En effet, certaines périodes de la vie paraissent très-propres à faire naître cette affection.

L'enfance, l'âge le moins sujet aux passions, est aussi celui qui est le moins disposé à la mélancolie. Je crois qu'on possède peu d'exemples de mélancolie survenue avant la puberté, si ce n'est celle qui est produite par la jalousie, et qui peut atteindre l'enfant jusque dans les bras de sa nourrice (2).

L'adolescence, l'âge viril, l'âge mûr, sont les époques de la vie les plus favorables à l'apparition de la mélancolie : mais chacune de ces trois périodes semble plus particulièrement en rapport avec quelque mélancolie d'un caractère particulier.

L'adolescence étant le moment où l'imagination acquiert le plus

---

(1) La distinction des âges que nous adoptons est la suivante :

1.° Enfance, depuis la naissance jusqu'à la puberté, qui sert de passage à l'adolescence.

2.° Adolescence, depuis la puberté jusqu'à la vingtième ou vingt-cinquième année.

3.° Age viril, compris entre la fin de l'adolescence et le commencement de l'âge mûr.

4.° Age mûr, depuis la trente ou trente-cinquième année jusqu'à la vieillesse.

5.° Vieillesse, depuis la quarante-cinquième ou cinquantième année jusqu'à la longévité la plus reculée.

(2) Plusieurs faits attestés par les auteurs, et entre autres par le docteur *Esquirol*, prouvent, cependant, que l'enfance n'est pas tout-à-fait à l'abri du délire mélancolique.

11

d'énergie, où la plus impétueuse, la plus incoercible des passions, l'amour, exerce avec le plus de violence son tyrannique empire, l'adolescence, dis-je, est aussi l'âge où l'âme est le plus souvent en proie au redoutable poison de la mélancolie érotique : c'est l'époque où, selon Ovide, la déesse des voluptés, quittant les bosquets d'Idalie, vient nous embraser de tous ses feux (1). Dans ce premier essor de l'amour, qu'un obstacle insurmontable vienne traverser le bonheur d'un amant, faire échouer son espoir, la mélancolie érotique s'emparera aussitôt de ce malheureux, et changera ses jours, naguère pleins de charmes, en des jours de tristesse, de regrets et de larmes.

L'adolescence est encore l'âge des illusions et des chimères : c'est le temps où les préjugés religieux font naître la mélancolie ascétique. « Alors, dit l'éloquent *Cabanis*, toutes les affections aimantes se « transforment si facilement en religion, en culte ! On adore les « puissances invisibles comme sa maîtresse; peut-être uniquement « parce qu'on adore, ou qu'on a besoin d'adorer une maîtresse » (2). Quelquefois la mélancolie amoureuse et la mélancolie religieuse existent en même temps, et donnent lieu à une lutte pénible entre les penchans du cœur et les rumeurs de la conscience. (*Voyez* l'article intitulé *complications*.)

Dans l'âge viril, revenu de l'espèce d'enchantement où l'avaient jeté les nouvelles sensations, les nouveaux désirs qu'avait fait naître en lui le développement d'un sixième sens, le plus vif et le plus délicieux de tous, l'homme, n'est plus aussi impérieusement maîtrisé par l'amour : mille autres passions et surtout l'ambition, s'emparent de son esprit et deviennent la source de toutes sortes de peines et de tourmens, qui souvent le plongent dans la mélancolie.

Les changemens qui surviennent dans le physique de l'homme à l'époque de l'âge mûr influent aussi d'une manière très-sensible

(1) In nos tota ruens Venus Cyprum deseruit.

(2) Rapports du physique et du moral de l'homme, 3.ᵉ édition, t. 1, p. 237.

sur la nature de ses idées. Sa vie est alors plus individuelle , ses passions sont plus concentrées ; et, de là à la mélancolie, il n'y a qu'un
pas. Les affections hypocondriaques et hystériques , qui surviennent
assez fréquemment pendant le cours de cette période de la vie , disposent aussi très-puissamment à la mélancolie.

La fin de l'âge mûr est, surtout chez les femmes, une époque très-
orageuse : c'est pour elles le dernier terme du flux menstruel et
l'origine d'une infinité de maux dépendans de la cessation de cette
fonction : c'est alors aussi que s'opère en elles la septième révolution
climatérique : c'est enfin à cet âge que les femmes sont ordinairement
obligées de renoncer aux plaisirs de leur sexe. Que de motifs pour
les faire tomber dans la mélancolie !

Les femmes du monde, celles qui ont passé leur vie au milieu
des plaisirs de la société ; qui se sont livrées aux intrigues de la galanterie ; qui ne calculaient leur bonheur que par le nombre de
leurs conquêtes ; ces femmes, sont très-exposées à tomber, à cette
époque , dans les langueurs de la mélancolie. Elles ont épuisé toutes
les ressources de l'art cosmétique

> Pour réparer des ans l'irréparable outrage ;

c'est en vain, le règne de leur beauté est passé ; elles sont déchues
de leur empire ; leurs charmes se sont évanouis comme la fumée
dans les airs, *ceu fumus in auras;* et les grâces et la fraîcheur qui
brillaient autrefois sur leur visage, sont remplacées par les rides affreuses qui sillonnent leurs joues. Le hideux cortége de la vieillesse
vient s'offrir à leur esprit dans toute sa laideur. A quelles tristes
réflexions ne se livrent-elles pas alors , en contemplant le passé et
jetant les yeux sur l'avenir ! Que de plaisirs qui ne reviendront plus !
que de chagrins qui vont naître !..... Ces infortunées tombent dans
un délire mélancolique des plus douloureux, uniquement occupées
à déplorer la perte de leurs charmes et de leurs plaisirs passés ; et,
soit ennui, remords, ou besoin de se créer des occupations , ou tout
cela ensemble, elles finissent par se jeter dans la dévotion , ou plutôt

dans une bigotèrie ridicule et superstitieuse qui les conduit à la mélancolie ascétique. « En Europe, dit Helvétius , nos femmes at-
« teignent-elles un certain âge ? quittent-elles le rouge, les amans, les
« spectacles ? elles tombent dans un ennui insupportable. Que faire
« pour s'y soustraire ? substituer de nouvelles occupations aux an-
« ciennes , se faire dévotes , se créer des devoirs pieux ; aller tous
« les jours à la messe , à vêpres , au sermon , en visite chez un di-
« recteur ; s'imposer des macérations. On aime encore mieux se
« macérer que s'ennuyer...... C'est pour les femmes le temps de
« l'apparition du diable ; les préjugés alors le représentent vivement
« à leur mémoire. » (*De l'Homme* , t. 2, sect. 8 , ch. 12 , p. 210.
In-12 , 1774.)

Dans la vieillesse , de même que l'on voit toutes les fonctions de la vie se ralentir et quelques-unes même s'anéantir entièrement ; de même l'on voit les passions se calmer , s'éteindre , et laisser l'homme dans un état de repos et de calme qui le met à l'abri des atteintes de la mélancolie. La vieillesse cependant n'est pas toujours un port assuré contre les tempêtes de la vie. Bien des vieillards ne devien-nent jamais sages, et poussent souvent fort loin leur carrière sans avoir cessé d'être soumis aux passions et aux vices qui conduisent au désordre de la raison, à la mélancolie.

Sexes.

Les femmes sont plus exposées à être affectées de mélancolie que les hommes : la délicatesse de leurs organes ; la vive sensibilité dont elles sont douées ; leur grande impressionnabilité ; leur éducation molle et voluptueuse ; leur vie oisive et sédentaire ; leur ardeur pour l'amour et la dévotion, passions portées presque toujours à l'extrême par elles, et qui sont leur principale occupation, tout enfin concourt à placer ce sexe aimable sous l'empire malheureux de la mélancolie. Mais, en revanche, les délires avec fureur attaquent plus rarement les femmes que les hommes. On en trouve la raison dans la faiblesse

de leur constitution physique, dans la douceur de leur caractère
et de leurs passions, dans leur timidité naturelle. « Les passions
« douces, dit *Roussel*, sont les plus familières à la femme.....;
« et chacun sent qu'une bouche faite pour sourire, que des yeux
« tendres ou animés par la gaîté, que des bras plus jolis que redou-
« tables, et un son de voix qui ne porte à l'âme que des impressions
« touchantes, ne sont pas faits pour s'allier avec les passions hai-
« neuses et violentes (1). » Cependant une mauvaise éducation, la
dépravation des mœurs, une constitution forte, un tempérament
ardent, altérant, pervertissant ces heureux dons de la nature, font
quelquefois des femmes, surtout des femmes des dernières classes
de la société, des êtres dégradés, en tout semblables aux bêtes pour
la férocité et la salacité. Aussi, quand le délire survient chez elles,
est-il toujours porté à un degré extrême d'intensité. C'est sans doute
ce qui a fait dire à *Arétée* : *Rariùs autem quàm viri, sed deteriùs
mulieres furiis agitantur.*

Tempéramens.

Des six tempéramens simples admis par les modernes, il est évident
que celui qui dispose le plus à la mélancolie, est le tempérament appelé *mélancolique* (2).

---

(1) Système physique et moral de la femme et de l'homme, p. 20. (6.ᵉ édit.,
1813.)

(2) Le célèbre *Cabanis*, dans ses beaux rapports du physique et du moral de
l'homme, considère le tempérament mélancolique comme une modification du
tempérament bilieux. Il prétend que, lorsque la nature a départi à ce dernier,
au lieu de ces vastes poumons et de ce foie volumineux qui lui sont propres,
une poitrine étroite et serrée jointe à la constriction habituelle du système épi-
gastrique, il en résulte un embarras dans la circulation, un surcroît d'énergie
des organes de la génération, une grande activité du cerveau, et enfin tous les
phénomènes physiques et moraux qui caractérisent le tempérament mélancolique.

Pour ne point faire d'omission essentielle, nous allons donner ici une idée de ce tempérament, lequel forme une partie intégrante du sujet que nous traitons.

Les hommes d'un tempérament mélancolique ont en général la stature haute; le corps grêle; la peau très-pileuse; le système veineux sous-cutané très-développé; le pouls lent; la coloration de la face et de tout le corps sombre et livide; la chevelure noire, ainsi que les poils qui recouvrent les autres parties; les traits du visage dirigés en bas, comme dans l'expression de la tristesse; le regard timide, attendrissant; la physionomie douce, intéressante. Ils marchent à pas lents, et dans l'attitude de la méditation. Ils fuient les plaisirs du monde, la société des hommes, et recherchent la solitude. Les déserts les plus sauvages ont pour eux des charmes. Ils pleurent aisément et sans sujet, poussent de profonds soupirs. Quelquefois, distraits accidentellement des tristes idées dans lesquelles ils sont habituellement absorbés, ils s'abandonnent à une gaîté folâtre et démesurée, pour retomber incontinent dans leurs sombres méditations dès qu'ils se trouvent de nouveau abandonnés à eux-mêmes. Leurs passions sont douces, persévérantes et concentrées : viennent-elles à être exaspérées par de nouveaux chagrins, des contrariétés, une injustice, un outrage, elles peuvent acquérir tout à coup, sans passer par les degrés intermédiaires, une impétuosité et une violence redoutables. Ces hommes sont constans dans leur amitié comme dans leur haine. Leur timidité naturelle les rend ombrageux et défians : peu expansifs, même avec leurs meilleurs amis, ils renferment en eux toutes leurs affections. Leur mémoire est laborieuse, leur conception lente et difficile : ils ont besoin de s'arrêter long-temps sur le même objet, de le décomposer, de le retourner en tout sens avant de le saisir; mais une fois qu'ils l'ont bien conçu, ils sont plus capables qu'aucun autre d'en apprécier la richesse, la fécondité, et de le faire valoir. Chez les personnes de ce tempérament, dont l'intelligence a été développée par l'étude des sciences et des lettres, les idées sont fortes et sublimes; les productions de l'esprit, lors même qu'elles portent un caractère d'extravagance, sont presque toujours marquées au coin du génie.

Le tempérament mélancolique paraît bien plus rare de nos jours que du temps des anciens, qui en ont tant parlé. Cependant M. le professeur *Pinel* m'a dit l'avoir rencontré assez souvent dans l'hospice de Bicêtre et dans les consultations particulières qu'il donne chez lui. J'en ai moi-même plusieurs fois observé le type dans la société.

Ce tempérament, tel que nous venons d'en esquisser le tableau, ne constitue pas encore la mélancolie, comme quelques-uns l'ont pensé, mais il influe puissamment sur son développement, et peut même en déterminer l'explosion par le seul progrès des excès qui le caractérisent, ou sous l'influence de la cause accidentelle la plus légère (1).

_____

(1) Un de mes amis m'a offert, l'année dernière, un exemple bien déplorable de cette aptitude du tempérament mélancolique à produire la mélancolie confirmée. Les traits physiques et moraux qui caractérisent le tempérament mélancolique étaient si prononcés chez lui, que, si je voulais les énumérer, il me faudrait recommencer presque mot pour mot la description que je viens de donner de ce tempérament.

Ce jeune homme était âgé de vingt-cinq ans, d'un caractère doux, officieux, aimant, chérissant beaucoup ses parens : il avait de la fortune, des amis et des connaissances dont le commerce ne lui était pas moins agréable qu'utile : il fréquentait les meilleures sociétés de Paris : il avait à la campagne un parent où il allait de temps en temps se délasser de la vie tumultueuse de la capitale: tout semblait lui sourire. Cependant il était solitaire et porté à la méditation : il se plaisait à nourrir son esprit de l'étude des auteurs les plus célèbres par la teinte mélancolique de leurs idées : il aimait surtout à lire la vie des grands hommmes qui n'ont pu supporter le fardeau de la vie : il me parlait souvent de ces derniers avec une sorte d'admiration, d'enthousiasme : il me vantait leur grandeur d'âme, leur courage. Que j'étais loin alors de penser qu'il dût comme eux et sitôt terminer sa carrière ! Mon malheureux ami tombe tout à coup dans une mélancolie profonde ; le dégoût de la vie s'empare de lui : il avale trente grains d'opium sans pouvoir s'empoisonner, et quelques jours après (c'était vers le milieu de l'été) se brûle la cervelle.

Tous ceux qui ont connu particulièrement cet infortuné jeune homme ont,

Le tempérament bilieux et le tempérament nerveux sont, après le tempérament mélancolique, ceux qui sont le plus favorables à la production de la mélancolie.

Le tempérament sanguin, par sa mobilité, son inaptitude à conserver les impressions qu'il reçoit ; les tempéramens athlétique, lymphatique, par leur apathie et leur peu d'impressionnabilité, sont les moins exposés aux atteintes de la mélancolie.

Les tempéramens mixtes les plus disposés au délire mélancolique sont ceux qui ont pour élémens les tempéramens simples que nous venons de signaler comme les plus propres à être affectés de ce genre de vésanie.

Ainsi le tempérament bilieux-mélancolique a beaucoup de tendance à dégénérer en une véritable mélancolie : c'est le plus malheureusement constitué de tous : c'est le tempérament qu'ont offert presque tous les tyrans les plus fameux. « C'est lui, selon l'illustre « *Cabanis*, qui détermine les sombres emportemens des Tibère et « des Sylla ; les fureurs hypocrites des Dominique, des Louis xi et « des Robespierre ; les atrocités capricieuses des Henri viii ; les ven- « geances réfléchies et persévérantes des Philippe ii. » (*Rapports du physique et du moral de l'homme,* troisième édition, tome 2, page 446.)

Le tempérament nerveux-mélancolique, qui rend l'homme en même temps si susceptible de sensations fortes et variées, d'idées sombres et concentrées, ce tempérament est celui d'un grand nombre de mélancoliques-hypocondriaques.

---

comme moi, sur des indices bien fondés, attribué la principale cause occasionnelle de sa mélancolie et de son désespoir à quelques critiques malignes et un peu amères qu'éprouva un petit ouvrage qu'il venait de faire paraître sur la mélancolie, ouvrage qu'il s'imaginait devoir assurer sa réputation dans le monde savant. Certes il fallait une grande prédisposition physique et morale pour qu'une cause aussi légère produisît un si grand effet. M. R., dont il est question, a eu plusieurs parens très-proches aliénés.

Le tempéramet nerveux-bilieux, remarquable par une mobilité extrême, une sensibilité et une impressionnabilité exquises, communiquant aux personnes qui en sont douées une imagination très-ardente, les dispose éminemment à tomber dans l'excès de toutes les passions, excès qui détermine le plus ordinairement la mélancolie.

Pour donner une idée plus complète et plus vive de cette effervescence de l'imagination, si voisine du délire, il me suffira de laisser parler un des professeurs les plus éloquens de cette capitale. « Il faut « songer, dit-il, que c'est spécialement dans ces personnes (les per- « sonnes d'un tempérament nerveux-bilieux) que s'allument les feux « les plus vifs, et qu'éclatent le plus violemment les fureurs de l'a- « mour; que ce sont elles qui embrassent avec le plus d'ardeur les « opinions et les partis, que l'enthousiasme aveugle, que le fanatisme « entraîne; que ce sont elles spécialement qui animent les idées re- « ligieuses de toute la chaleur des passions, qui sont le plus dispo- « sées à se livrer à des fictions mystiques, à substituer à des principes « purs et à une morale forte les exagérations de pratiques et de dé- « votions les plus superstitieuses; et qui sont le plus agitées par les « inspirations et les visions illusoires; que c'est chez elles que des « révolutions physiques extraordinaires ont paru sortir tout à coup « des émotions vives et profondes de l'âme et des commotions les « plus violentes du corps; que ce sont elles qui sont surtout propres « à être mues, presqu'à leur insu, ou par des personnes habiles, « ou par de coupables fanatiques. » (Extrait des leçons que j'ai re- cueillies au cours d'hygiène de M. le professeur *Hallé*, année 1811.)

Le tempérament nerveux-lymphatique a encore une grande pro- pension à la mélancolie. C'est celui que l'on observe le plus fréquem- ment chez les femmes. C'est ce tempérament qui leur donne cette constitution molle, délicate, apanage de leur sexe, et cette extrême sensibilité qui les rend le jouet des événemens les plus ordinaires de la vie.

Les autres tempéramens mixtes offrent peu de prise à la mélan- colie.

12

Quant aux tempéramens partiels, ceux qui consistent dans une pléthore abdominale, soit sanguine, soit lymphatique, en troublant les fonctions de la digestion, disposent plus ou moins à la mélancolie hypocondriaque.

Maladies.

Toute espèce de trouble survenant dans la santé peut produire la mélancolie ; car la crainte et la tristesse dont sont affectées certaines personnes, à la moindre indisposition, peuvent être regardées comme le premier élément de cette maladie. *En ergo in sanitate turbatâ quâcunque de causâ, habemus primum melancholiæ elementum.* (LORRY.)

Ce sont en général les maladies chroniques, celles surtout dont le siége existe dans un ou plusieurs des viscères abdominaux, et principalement dans ceux de la région précordiale, qui disposent le plus énergiquement à la mélancolie, laquelle est alors dite hypocondriaque. *Hypochondriacas verò, et flatuosas vocatas affectiones melancholica tristitia sequitur,* ... (Galenus.)

J'ai fréquemment observé la mélancolie produite et entretenue par des maladies chroniques locales plus ou moins graves ; et je suis persuadé que, si les auteurs font à peine mention de cette cause dans leurs ouvrages, c'est que très-souvent ils l'ont ignorée, pour n'avoir pas su, dans le récit et les plaintes des malades, distinguer ce qui était le résultat d'un mal réel, de ce qui n'était que le produit d'une imagination troublée.

Ainsi l'on ne s'avisa pas même de soupçonner une cause matérielle au délire mélancolique de ce campagnard dont parle *Bonnet*, qui se plaignait d'avoir une grenouille dans le ventre. Cette grenouille, qu'il affirmait saisir avec la main à travers les parois de l'abdomen, était sans doute la tumeur squirrheuse que l'on trouva après sa mort, près de l'orifice duodénal de l'estomac, et que l'on eût peut-être reconnue du vivant du malade, si, prêtant plus d'attention à ses plaintes, on eût soigneusement exploré l'endroit de l'abdomen correspondant au siége du mal.

J'ai recueilli, il y a deux ans, une observation très-curieuse, et fort analogue à celle de *Bonnet,* que je viens de rappeler, dans laquelle on voit, comme dans cette dernière, un délire mélancolique produit et entretenu par une lésion des organes de la digestion. Je vais la rapporter avec ses principaux détails, en suivant la progression du délire, la série des idées, et souvent jusqu'aux expressions du malade, quelque barbares qu'elles soient.

Antoine Flotte, pionnier-terrassier, âgé de quarante-six ans, natif d'Auvergne, brun, vif et très-irascible, a toujours eu une santé chancelante, malgré les apparences extérieures d'une santé florissante. Depuis son enfance jusqu'à ce jour, il a été affecté d'un ptyalisme continuel plus ou moins abondant. Il a toujours été sujet aux vers : ces vers, dit-il, sont d'une nature différente de celle des autres vers du corps humain. Depuis long-temps il éprouve à chaque printemps des lassitudes, des nausées, de la diminution dans son appétit ; mais, par l'usage d'un ou de plusieurs purgatifs, ces phénomènes morbides disparaissent bientôt. Depuis huit ans, ces accidens se sont répétés plus fréquemment et ont souvent été accompagnés, soit de vomissemens, principalement pendant la vacuité de l'estomac, soit de coliques violentes après les repas, avec roideur des membres et suspension du mouvement. Depuis la même époque, alternative fréquente d'appétit nul ou vorace ; pincemens très-douloureux qui ont successivement leur siége dans toutes les régions de l'abdomen, accompagnés d'un bruit que le malade dit distinguer de celui produit par le déplacement des gaz ; sensation d'un corps qui se meut avec rapidité dans son ventre : c'est un serpent ; il en apprécie la forme par le toucher.

Ce malade, soupçonné par les médecins de son pays (le Limousin, qu'il habite depuis l'âge de quinze ans) d'être affecté du *tænia,* est médicamenté par les anthelmintiques de toute espèce ; celui de la veuve *Nouffer* et de M. le professeur *Bourdier* ne sont pas oubliés, mais sans succès. Il se jette dans les bras des charlatans et des *bonnes femmes* à recettes, et ne tarde pas à s'en repentir. Espérant trouver, dans la capitale, des médecins plus habiles que dans le Limousin, il prend la résolution de se rendre à Paris. Pour gagner les frais du voyage, il se charge de la conduite d'un troupeau de bœufs; reste quinze jours en route; fait bonne chère, et oublie tous ses maux. Il arrive à Paris au mois de mai 1816, et vient loger dans la maison que j'habite, chez mon condisciple M. *Germignac*, son compatriote, aux soins duquel il s'était confié pendant un séjour de quelques mois que celui-ci alla faire auprès de ses parens. C'est alors que je vis cet homme, de la maladie duquel m'avait tant entretenu M. *Germignac*, présentant tous les attributs extérieurs de la santé la plus parfaite. M. *Germignac* présente ce malade pour être admis dans les salles de clinique interne de la Faculté; mais madame la surveillante, ne le trouvant pas un sujet assez intéressant pour l'instruction des élèves, le refuse; et M. le professeur-doyen y souscrit.

L'Hôtel-Dieu, cependant, le reçoit : et c'est là que, pendant environ sept ou huit mois, j'ai eu le loisir de l'observer, d'apprendre les détails que je viens d'énoncer et ceux qui vont suivre (1).

Persuadé qu'il a dans le corps un ver en forme de serpent, cet homme s'imagine que ce reptile s'y est introduit en buvant, pendant la nuit, dans une fontaine, à l'âge de quatorze à quinze ans; ou qu'il s'y est formé de quelque cheveu qu'il aura avalé; mais il pense plutôt encore, que, comme le lui a dit un médecin de Limoges, fort instruit à son avis, les vers intestinaux pouvant, au bout de longues années, se transformer en serpens, c'est ainsi que s'est formé le serpent qu'il a dans le ventre : ce mal pourrait bien aussi, dit-il, venir d'une vengeance humaine ou d'une punition de Dieu. Quoi qu'il en soit, il sent le serpent exécuter mille mouvemens divers avec une vélocité admirable : à en juger par les mouvemens qu'il ressent, il en a bien

_____

(1) Je dois aussi beaucoup à mon ami *Germignac*, pour les renseignemens qu'il m'a communiqués sur ce malade.

plus d'un ; il en a plein son ventre, ou au moins deux, ou un à double tête : cela ne peut être autrement, puisqu'il se sent mordre en deux endroits en même temps, et qu'il entend des voix de serpent parmi lesquelles il en distingue deux d'un son différent. C'est ordinairement vers minuit que le serpent chante : c'est bien le chant d'un serpent ; ceux du Limousin chantaient ainsi. Il compare ce chant au coassement des grenouilles. Il éprouve des souffrances horribles de la part de ce serpent qui le mord et lui déchire les entrailles avec ses griffes (car c'est un serpent qui a des pattes et des griffes comme les lézards). Quand il prend des alimens, cet animal vorace, carnassier, les engloutit à l'instant ; et, acquérant une vigueur et une force énormes, se déchaîne sur lui avec plus de fureur et lui cause des douleurs inouïes. Lorsqu'il est long-temps sans manger, ou qu'il mange des choses qui ne sont pas du goût du serpent, cet animal s'irrite, se jette sur ses entrailles, le mord jusqu'au sang ; mais cette rage ne dure qu'un instant : le serpent s'affaiblit, tombe au bas du ventre, et lui laisse éprouver un moment de calme. Aussi le malade mangeait-il souvent de l'ognon et de l'ail, et allait-il même jusqu'à avaler du tabac et du poivre, dont il faisait des bols avec la pulpe de cerises, dans l'intention d'affaiblir l'animal et de le mettre dans l'impuissance de lui nuire. Si l'on contestait la réalité de ses souffrances, ou, qu'y ajoutant foi, on refusât de croire à la cause qu'il leur attribuait, cet homme se fâchait, entrait en colère, disait des injures, donnait les épithètes d'*ignorant,* d'*imbécille,* et ne voulait plus répondre aux questions qu'on lui faisait.

Soumis par M. *Récamier* à un traitement anthelmintique assez énergique, il se réjouissait des douleurs qu'il en éprouvait, convaincu qu'il n'y avait que des remèdes très-violens qui pussent le délivrer d'une bête aussi extraordinaire. Déjà il sentait le serpent relégué dans la partie inférieure du ventre, d'où il ne pouvait se relever à cause de sa faiblesse extrême, et espérait qu'en continuant les mêmes moyens on parviendrait à le chasser au-dehors. M. *Récamier,* obligé de suspendre ses fonctions à l'Hôtel-Dieu pour aller prendre les eaux, est remplacé par M. *Petit*, qui adopte aussi, pour ce malade, un traitement anthelmintique, mais beaucoup moins actif. Notre hypocondriaque-mélancolique est désolé de ce changement, prétendant qu'il ne guérira jamais avec des remèdes aussi doux.

La force de ses idées délirantes va toujours en croissant. Jusque-là on avait pu lui persuader qu'un ver solitaire très-ancien pouvait bien être la cause de tous les ravages et de toutes les douleurs qu'il éprouvait ; maintenant rien ne peut détruire en lui l'idée qu'il a dans le corps un serpent énorme, d'une nature et d'une forme particulières, un serpent tel qu'on n'en a jamais vu. C'est par un miracle qu'il est atteint de cette maladie, et il ne peut guérir que par un miracle. Il ne sait pas comment il n'est pas mort mille fois pour une ; comment cet animal féroce ne lui a pas percé le ventre. Toutes les fois qu'il commence à se livrer au sommeil, ce qu'il ne peut faire sans avoir la bouche ouverte, il sent le serpent remonter jusqu'au creux de son estomac et y placer sa tête pour respirer. Lorsqu'il se réveille et se remue, cela dérange cet animal, qui se venge aussitôt par des coups violens qu'il lui donne à droite, à gauche, en déroulant ses replis brusquement et avec force. Il a des borborygmes ; ce sont les chants et les cris du serpent. Il sent, avec la main placée sur son ventre, des bosses formées par des gaz accumulés ; c'est le serpent qui est venu s'entortiller dans cet endroit. Il a des éructations ; c'est le serpent qui jette son haleine.

Regardant les maux du malade comme purement imaginaires, M. *Germignac*, de concert avec un autre jeune homme, résolut de tenter le stratagème qui, au rapport d'*Alexandre de Tralles*, réussit si bien au médecin *Philodotus* dans un cas semblable (1). Ces deux

_____

(1) *Alexandri Tralliani* de arte medicâ, lib. I, cap. 17, *de Melancholiâ*.

Je ne voyais pas ce malade du même œil que mon ami *Germignac*. J'étais persuadé que les douleurs dont il se plaignait étaient réelles ; que la cause seule à laquelle il les attribuait était chimérique. Ainsi, j'avertis mon ami que, s'il per-

jeunes médecins commencent par faire semblant d'ajouter foi à toutes·
les rêveries que le malade débite, et lui promettent de le délivrer de
ses maux, s'il veut leur accorder sa confiance. Ils lui disent qu'ils
connaissent un médecin célèbre qui, de père en fils, possède un
remède secret qui a le pouvoir de chasser les serpens du corps humain. Ils lui citent plusieurs cures opérées par ce spécifique héroïque. Ils lui lisent des lettres supposées qu'ils assurent venir du
prétendu médecin avec lequel ils feignent d'être en correspondance.
Ils n'avaient pas manqué de consigner, dans ces lettres, tout ce qui
peut rassurer le malade, le remplir d'espérance dans sa guérison,
de confiance au remède et à ceux qui se proposent de le lui administrer. M. *Petit*, toujours disposé à seconder le zèle et l'instruction
des élèves de sa clinique, se prête avec une grande bonté à l'exécution de ce projet. Ayant fait soupirer le malade pendant quelques
jours après le fameux remède, on lui annonce qu'il est arrivé. On
le met à la diète (27 août même année) ; le soir on lui administre le
prétendu spécifique, qui n'était autre chose qu'un purgatif drastique, et, au bout d'un court intervalle, un lavement laxatif. Après
quelques selles, on donne une potion calmante avec une forte dose de
laudanum. Un infirmier qui était dans la confidence de ces messieurs,
avait eu soin d'introduire, avant que le malade eût encore évacué,
une couleuvre morte dans son bassin. Ce stratagème réussit à tromper le malade, non à le guérir. Le serpent qu'il a rendu n'est que le
fils ; il a encore le père et la mère dans le ventre. Il paraît très-morne
et très-affecté ; non qu'il ne soit bien aise d'être délivré d'un des serpens, mais parce qu'il a maintenant la preuve authentique que
son corps recelait une si hideuse bête, et en recèle encore de bien
plus grosses et de bien plus effroyables. Il a quelque doute que le

sistait à employer le stratagème avant d'avoir remédié au mal local, le malade,
ne cessant d'éprouver des douleurs, croirait toujours avoir des serpens dans
le corps. On va voir, par la suite de l'observation, que je ne m'étais pas
trompé.

serpent qu'il a trouvé dans son bassin est supposé ; mais on parvient à détruire ce soupçon.

M. *Germignac* et son collègue, pouvant enfin se persuader que les douleurs dont se plaignait cet homme étaient réelles, rectifient leur plan. Ils se proposent de répéter le stratagème ; mais ils sentent la nécessité de faire, auparavant, disparaître les douleurs. Dans ce dessein, on fait usage de boissons gommeuses, d'abord avec le sirop diacode, et ensuite avec le *laudanum*, qu'on arrive successivement à donner à très-haute dose : on prescrit en même temps des lavemens émolliens, des bains, etc., et on fait suivre un régime alimentaire convenable.

Pendant les sept à huit premiers jours, calme parfait ; absence des douleurs ; retour de l'embonpoint et de la fraîcheur ; sentiment de bien-être très-grand, produit par la transpiration que suscitent les bains ; l'appétit n'est plus vorace : les serpens sont affaiblis ; ils restent à la partie inférieure du ventre ; ils n'ont plus la force de remonter ; ils chantent encore cependant. Le mieux va toujours en croissant. Huit septembre, les serpens remuent très-peu et ne causent plus de douleurs ; ils ne chantent plus depuis trois jours ; ils sont de temps en temps malades. Cet homme pense que sa maladie pourrait bien lui venir du *malin-esprit* ; aussi, veut-il faire bénir ses boissons : il se jette dans une grande dévotion ; il va tous les jours à la messe, et passe une grande partie de la journée dans la chapelle. Il dit que les trois enfans qu'il a, sont sujets aux mêmes accidens qu'il éprouvait dans sa jeunesse : ces enfans souffriront comme lui, quand ils seront aussi âgés que lui.

La persistance de ce calme était d'un augure heureux pour le succès de la ruse qu'on songeait à employer de nouveau. Mais, pendant le laps de temps qui s'écoula par la difficulté de se procurer des couleuvres, quelques douleurs se font sentir (on avait depuis plusieurs jours suspendu les remèdes calmans). Nonobstant ce contre-temps, le 26 septembre on met le stratagème à exécution de la même manière que précédemment ; seulement au lieu de donner, pour *spécifique* prétendu, un purgatif drastique, on fit prendre une tisane insignifiante. Deux couleuvres grosses et un peu dissemblables pour le volume et la couleur, avaient été choisies, afin de mieux en imposer au malade, qui était persuadé que les serpens de son corps étaient le père et la mère, ou les ancêtres de celui qu'il avait déjà rendu.

Tout avait reussi au gré de ceux qui conduisaient le traitement du malade, lorsqu'un incident, qu'il était impossible de prévoir, vint détruire toute espérance, et rendre inutile et même nuisible tout ce qui avait été fait.

M. *Dupuytren* ayant eu quelque connaissance de ce qui se passait au sujet de cet hypocondriaque mélancolique, cru d'abord que tout cela se faisait à l'insu du médecin. Il jugea, sur ce prétendu mystère, que les jeunes gens qui avaient apporté les couleuvres étaient des élèves qui cherchaient à en imposer à la crédulité de leurs condisciples, et que Flotte avait simulé une maladie extraordinaire pour obtenir une place dans l'hôpital, et attirer sur lui plus d'attention et d'intérêt. Dans cette persuasion, il se rend auprès du malade, et lui reproche vivement son imposture. Cette démarche ne détrompe point encore celui-ci de la conviction où il est d'avoir rendu les deux serpens qui l'avaient tant tourmenté. Mais M. *Dupuytren* ayant fait dans la même matinée une seconde visite; renouvelé les mêmes reproches en présence des élèves, et de M. *Petit* chargé à cette époque de la salle Saint-Charles où était le malade; il en résulta une explication qui, à la vérité, détrompa M. le chirurgien en chef, mais eu pour le malade des suites fâcheuses.

En effet cet homme, se voyant ainsi la dupe des médecins et des élèves; considéré comme un *visionnaire,* et de plus accusé de fourberie, est aux abois : il se livre au désespoir; se refuse aux secours de la médecine; tombe dans une sorte de misanthropie, et perd son embonpoint et sa fraîcheur : son air devient plus sombre et plus dur encore qu'auparavant. Il s'abandonne alors tout entier à la dévotion; il va tous les jours à la messe; il ne sort pas de la chapelle; il veut faire

13

bénir ses boissons, ne comptant plus que sur Dieu pour sa guérison. Il désire retourner chez lui, mais il n'a pas de quoi fournir aux frais du voyage. Cet obstacle ayant été levé par la générosité de M. *Récamier*, qui venait de reprendre son service à l'Hôtel-Dieu, et celle de M. *Germignac*, il se met en route au mois d'octobre suivant (1816).

D'après les nouvelles qui m'ont été communiquées sur son compte depuis son retour en Limousin, son état physique et mental est à peu près le même.

Voici encore un exemple d'un délire mélancolique produit et entretenu par une lésion physique interne, dont l'existence a été soupçonnée du vivant de la malade, et démontrée ensuite par l'ouverture du cadavre.

Une femme âgée de 58 ans, a été, pendant la plus grande partie de sa vie, en proie à une foule de maladies : elle a éprouvé, entre autres, des diarrhées souvent répétées ; des rhumes et des douleurs de poitrine, des douleurs abdominales, des digestions très-pénibles. Aujourd'hui (c'était au commencement de l'été de 1815, époque où je recueillis cette observation, dont je ne donne ici qu'un extrait) elle a bon appétit, et dit digérer très-bien ; mais elle se plaint de ressentir des maux d'estomac, qui par intervalles deviennent d'une acuité insupportable. (L'épigastre est très-sensible au toucher.) Elle est fréquemment incommodée de gaz qui se dissipent par de nombreuses éructations. Elle est affectée d'une dyspnée qui la met dans une grande anxiété, la menace à chaque instant de suffocation, et la force de se coucher le tronc élevé presque verticalement. Elle ne dort point... tant de souffrances sont le résultat des méchancetés de *Pilate*, *gouverneur de la Judée* (1). Cet homme infâme s'est établi dans son corps avec plusieurs scélérats, pour lui faire souffrir mille tortures. Tantôt il la saisit à la gorge, et cherche à l'étouffer ; d'autres fois il lui pince l'estomac, et lui cause les plus vives douleurs. C'est lui

---

(1) Ce gouverneur de la Judée est un M. R., qu'elle a servi autrefois en qua-

qui lui donne la migraine. C'est par la physique de ce scélérat de *Pilate* qu'elle a mal aux yeux. Toutes les fois que cette femme voit M. le docteur *Esquirol* ou quelqu'un des élèves qui fréquentent l'hospice de la Salpêtrière, elle le supplie de chasser de son corps et de tuer ce méchant gouverneur de la Judée, ainsi que ses complices, qui la tourmentent jour et nuit par tant d'atrocités. Elle veut qu'on lui ouvre le ventre pour en faire sortir cette troupe de coquins (1).

Je rencontre quelquefois, en parcourant le vaste établissement des aliénées de la Salpêtrière, une femme qui est frappée de l'idée qu'elle ne mourra jamais. Chaque fois qu'elle me voit, elle me demande ce qu'elle deviendra quand tout le monde sera mort, qu'elle seule restera sur la terre. Elle me félicite de ce que je mourrai un jour; pour elle, elle a la douleur d'être condamnée à toujours vivre et

---

lité de portière, avec lequel elle a eu un enfant, et dont elle paraît avoir beaucoup à se plaindre.

(1) Cette femme était depuis seize ans dans l'hospice de la Salpêtrière, où elle est morte le 6 mars 1816.

À l'ouverture du cadavre, qui eut lieu le lendemain de la mort, on trouva à la partie supérieure et moyenne de l'occiput un enfoncement qui permettait d'y loger l'extrémité du petit doigt. Cet enfoncement correspondait à une dépression de même étendue et de même forme, qui ne s'étendait pas plus loin que la table externe de l'os occipital. Il y avait une légère injection du cerveau : ses ventricules renfermaient un peu plus de sérosité que dans l'état ordinaire. Les ventricules du cœur étaient pleins de sang coagulé. Les viscères abdominaux adhéraient entre eux, ainsi qu'à la paroi antérieure du ventre, par leur membrane péritonéale ; ce qui formait de cette hideuse masse viscérale une sorte de peloton inextricable. Le foie était très-volumineux, s'étendait jusqu'à l'hypocondre gauche, où il avait aussi formé des adhérences avec la rate. La vésicule biliaire, vide de bile, contenait quinze calculs polyèdres d'une couleur noirâtre, de la grosseur d'un pois ; deux ou trois avaient le volume d'une aveline. L'utérus était dur, difficile à inciser ; sa membrane muqueuse, d'un brun foncé, contenait une matière blanchâtre, épaisse, et comme plâtreuse.

Le buste de cette femme a été moulé en plâtre sur le cadavre, et fait partie de la belle et nombreuse collection du docteur *Esquirol*.

souffrir. Quelle triste situation , s'écrie-t-elle , qu'un être seul sur
la terre ! Elle a la poitrine très-resserrée , et éprouve une dyspnée
très-grande. C'est l'extrême anxiété résultant de cette gêne excessive
dans la respiration , qui porte cette femme à désirer la mort et lui
fait croire qu'elle ne mourra jamais, parce que, si elle était mortelle
comme les autres , les affreux tourmens qu'elle endure l'auraient
déjà conduite au tombeau (1).

Une autre femme a des céphalalgies, des douleurs de poitrine , des
rhumatismes, etc. , et attribue ces maladies au *malin-esprit* qu'elle
a dans le corps. (Voy. l'observ. page 61.)

Les médecins , surtout les jeunes gens qui commencent l'étude de
la médecine , sont très-exposés à tomber dans la mélancolie, sous
l'influence des accidens morbifiques , même les plus légers , ou
seulement à l'occasion de quelques-uns de ces phénomènes insolites
qui s'observent si fréquemment dans l'état de santé. Les symptômes
les plus équivoques et les moins susceptibles d'alarmer sont pris
par eux pour un signe certain d'une affection grave , mortelle. Celui-
ci a des palpitations passagères , et se croit affecté d'un anévrisme

---

(1) Cette malade est morte le 23 mai 1817, des progrès de l'affection de
poitrine.

A l'ouverture du cadavre, on trouva les plèvres costale et pulmonaire fort
adhérentes entre elles, les poumons farcis de tubercules pour la plupart sup-
purés et quelques-uns même vides. Le poumon gauche affaissé ne dépassait
pas le niveau de la colonne vertébrale. Le cœur était très-volumineux, son
ventricule droit très-dilaté. Le péricarde contenait environ douze onces de sérosité. Le foie avait aussi un volume beaucoup plus grand que dans l'état ordinaire, et était gorgé de sang. Il n'y avait, dans la vésicule biliaire, qu'une
petite quantité de bile rougeâtre. Plusieurs portions de l'arc du colon et des in-
testins grêles étaient phlogosées et parsemées de tubercules miliaires. Le
cerveau était très-mou, sa substance blanche très-injectée : celle du cervelet
était le siége d'une altération organique d'une couleur grisâtre et en forme
de zig-zag. La dure-mère et l'arachnoïde présentaient quelques points d'os-
sification.

du cœur : celui-là ressent quelques légères douleurs dans la poitrine,
et pense déjà être dévoué à la plus affligeante et à la plus dégoûtante
des maladies, à la phthisie pulmonaire. Un autre, d'un caractère
sombre, très-disposé à la mélancolie, et menant une vie très-studieuse,
éprouve quelque lenteur et quelque difficulté dans ses digestions;
porte la main sur son épigastre; y fait naître un peu de douleur
par la pression; s'imagine y sentir une tumeur, et ne doute plus
qu'il ne doive être la victime d'un squirrhe de l'estomac, etc. (1).

J'ai moi-même été témoin de toutes ces terreurs paniques chez plusieurs de mes condisciples, et ai vu la mélancolie qui en était la suite se
dissiper avec les légers accidens qui l'avaient fait naître. J'ai vu aussi
d'autres élèves, moins heureux, périr de la maladie dont leur imagination frappée n'avait que trop bien su apprécier la valeur des
symptômes et la gravité du prognostic.

La plupart des névroses, telles que l'hystérie, l'épilepsie, la catalepsie, et l'hypocondrie déjà citée (2), ont la plus grande influence
sur le développement de la mélancolie.

Les troubles physiques dépendans de la rétention, de la suppression ou de la diminution des excrétions qui se font habituellement ou
périodiquement par la peau, les membranes muqueuses, les glandes,
les surfaces ulcérées, telles que les excrétions des fluides perspiratoires,
menstruels (3), hémorrhoïdaires (4), leucorrhéïques, herpétiques et
psoriques (5); celles des lochies et du lait chez les nouvelles accouchées

---

(1) C'est avec raison que F. Bacon a dit : *Cura valetudinis animum humilem
facit, et corpori supplicem.* (Historia vitæ et mortis. Canones mobiles : cano 3o.)

(2) Voyez page 91 et suiv., et 153.

(3) Le docteur *Esquirol* regarde les perturbations de la menstruation comme
une des causes les plus fréquentes de l'aliénation mentale chez les femmes. Il
possède près de six cents exemples de délires survenus par cette cause.

(4) GALENUS, lib. 6, aph. 47; et lib. 5, *de humoribus.* — ZACUTI LUSITANI
Praxis historiarum : de Praxi medicâ admirandâ, observ. 60.

(5) Presque tous les auteurs ont signalé cette cause comme pouvant donner

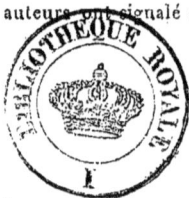

ou chez les nourrices (1) ; celles qui sont fournies par des exutoires chroniques naturels ou artificiels, etc. , les troubles physiques, dis-je, qui dépendent de ces causes, ont, dans un très-grand nombre de cas, en réagissant sympathiquement sur le cerveau, troublé l'ordre des facultés mentales, et amené la mélancolie ou tout autre délire. .

Les dérangemens de l'esprit ont aussi quelquefois été produits par des dérangemens physiques dépendans de causes inverses des précédentes, je veux dire d'évacuations excessives d'humeurs, principalement des humeurs sanguine, salivaire, spermatique (2).

---

lieu à la folie. M. *Pinel* (Aliénat. ment., p. 380) en rapporte un exemple. — J'ai vu il n'y a pas long-temps, à la Salpêtrière, une rechute de délire par suite de la disparition d'une large dartre.

(1) Les relevés du docteur *Esquirol*, faits tant dans la section des aliénés de l'hospice de la Salpêtrière que dans son établissement particulier, portent à 00,8 ou 9 le nombre des maladies mentales survenues après l'accouchement, pendant et après la lactation, chez les femmes de la classe indigente ; et à 0,13 environ, le nombre de celles qui résultent des mêmes causes chez les personnes de la classe riche.

(2) De tous les excès auxquels se livre l'imprudente jeunesse, il n'en est point de plus déplorable que celui de l'onanisme. Quand cette fureur homicide de soi-même a été continuée un certain laps de temps, surtout à l'époque de la puberté, qui est le moment du plus grand développement des facultés physiques et intellectuelles, il est rare qu'il n'en résulte pas pour l'esprit un état de faiblesse et d'apathie tout voisin de la perte ou de la perversion de la raison, et, pour le corps, une sorte d'avortement, un état de langueur et de décrépitude, qui sont comme le cachet d'ignominie de ce vice honteux et destructeur. Combien dans les maisons d'éducation, effroyables gouffres de la santé des jeunes gens, combien ce fléau contagieux ne cause-t-il pas de ravages ! Combien d'esclaves de cette meurtrière habitude y succombent, ou restent toute leur vie de misérables êtres végétans, de véritables pygmées, presque inutiles à la société, et souvent à charge à eux-mêmes, par la foule d'incommodités auxquelles ils deviennent en proie !

Les pertes trop abondantes de l'humeur spermatique produites par des excès dans les plaisirs de l'amour, par des pollutions nocturnes involontaires, ont

Une constitution faible et délicate, en augmentant notre impressionnabilité, et nous plaçant plus immédiatement sous l'empire des

quelquefois aussi des résultats non moins malheureux que ceux de la masturbation.

Ainsi l'onanisme, l'abus des plaisirs vénériens, les fréquentes pollutions nocturnes, non-seulement affligent l'homme dans la partie matérielle de son être;
ils portent encore leur délétère influence jusque sur les facultés de son intelligence, et le précipitent dans une maladie de l'esprit presque toujours incurable.

L'affection physique et mentale dont est atteinte la personne qui fait le sujet
de l'observation suivante ne peut guère être attribuée à aucune autre cause qu'à
l'onanisme.

M.ᵐᵉ D., âgée de trent-trois ans, mère de deux enfans qu'elle a nourris, est,
dès l'âge de sept ans, instruite par sa maîtresse de pension dans l'art funeste
de la masturbation. Pendant deux ou trois ans, elle continue à répéter les leçons
de son infâme institutrice; mais, ayant entendu dire que de telles actions étaient
nuisibles à la santé, elle cesse de s'y livrer (ᵃ). A seize ans et demi, elle se
marie, par inclination et malgré les conseils de ses parens, à un homme beaucoup plus âgé qu'elle, faible, d'une mauvaise santé, et qui, pour suppléer à son
peu d'aptitude aux devoirs conjugaux, exerce lui-même sur elle, plusieurs fois
la nuit, les pernicieuses manœuvres de l'onanisme. M.ᵐᵉ D., dont la santé était
très-robuste, soutint long-temps ces excès sans en éprouver d'incommodité
grave. A la fin, sentant qu'ils la fatiguaient, elle veut s'y refuser; mais son
mari, qui savait sa faiblesse et craignait un remplaçant, continue toujours, et
la maltraite de propos, si elle s'y oppose. Au commencement de l'année dernière,
elle éprouve une ménorrhagie abondante qui dure deux mois : ensuite elle est
prise de céphalalgie très-forte. Trois sangsues appliquées à l'une des tempes la
soulagent momentanément. Quinze jours après, apposition au bras d'un vésica-
toire, qu'elle garde un mois. Sa fraîcheur et son embonpoint diminuent rapidement : elle craint de devenir *folle*. Au mois de mai, elle tombe dans le délire ;
elle est conduite à l'hospice de la Salpêtrière le 1.ᵉʳ août 1817. Elle prétend que le
sang *ballotte* dans sa tête, ce qui est une chose *surnaturelle* ; que par conséquent
elle ne mourra pas. C'est Dieu qui la punit ainsi des infamies auxquelles elle

(ᵃ) La personne dont il s'agit se déshabitua-t-elle réellement de la masturbation à un âge où l'on
se gouverne si peu par la raison ? Je n'en ai d'autre garant que son témoignage, duquel on peut
bien avoir quelque défiance.

causes physiques et mentales , nous rend très-sujets à cette vésanie.
Cette constitution , que *Lorry* appelle si judicieusement *diathèse
mélancolique* , est souvent originaire; mais d'autres fois elle est accidentelle , et dépend des excès auxquels on s'est livré , soit dans les
travaux du corps ou de l'esprit, soit dans les plaisirs , et des maladies
qui en ont été la suite (1).

---

s'est livrée et qu'elle a permises à son mari sur elle. Tout , dans son corps , est
changé : elle n'est plus faite intérieurement comme les autres femmes. C'est son
mari qui l'a perdue ; elle s'est perdue elle-même. L'idée d'être éternelle et de
toujours souffrir est pour elle un tourment insupportable. S'ennuyant dans l'hospice, elle affecte, pour en sortir, d'être tranquille ; elle ne parle plus de ce qui la
fait considérer comme *folle*. Le 21 janvier 1818 , sur la demande de ses parens,
elle quitte la Salpêtrière, non guérie, mais beaucoup mieux qu'à son entrée.
Elle continue à donner chez elle quelques signes d'aliénation : néanmoins elle
ne laisse pas de vaquer à ses affaires et aux soins de son ménage. Au mois
d'avril 1818 , son délire acquiert une nouvelle énergie. La malade ne cesse de
dire qu'elle est immortelle ; qu'il n'y a que le feu ou la guillotine qui puisse lui
ôter la vie. Elle a une masse de sang dans la tête, qui lui ronge toutes les fibres
du cerveau. Tous ses viscères sont réduits en lambeaux, en pâte. Ce sont les
manœuvres de son mari et les remèdes à contre-temps auxquels on l'a soumise qui ont produit tous ces désordres. Elle injurie son mari , en lui repro-
chant de l'avoir réduite à un aussi déplorable état. Rien ne peut la distraire :
le monde l'importune. Elle ne peut voir sans la plus cruelle douleur les autres
femmes faites comme elles doivent l'être ; et elle est seule, dans tout l'univers,
d'une nature différente. Elle ne s'occupe plus de son ménage , parce qu'elle
n'est plus propre à rien. Elle reste des jours entiers dans son lit. Le 8 mai , sous
prétexte d'une consultation , elle vient avec ses sœurs à l'hospice de la Salpêtrière, et on l'y laisse. Deux jours après , elle me dit que le *saisissement et la
révolution* qu'elle éprouva en se voyant de nouveau enfermée dans cette demeure de la folie au moment qu'elle s'y attendait le moins, avaient presque
entièrement changé ses idées. Elle convient que son esprit est encore malade ,
mais beaucoup moins qu'il ne l'était lorsqu'elle est entrée. Elle ne veut plus
sortir de l'hospice que parfaitement guérie. Cependant elle craint qu'on ne l'y
retienne long-temps. L'expérience du passé doit faire douter de la réalité
d'un changement aussi heureux et aussi subit.

(1) M.me *F.* , dont M. le professeur *Richerand* rapporte l'observation (Noso-

Les médecins philosophes, c'est-à-dire, ceux qui ont fait marcher de front l'étude physique et mentale de l'homme, ont de tout temps signalé cette malheureuse aptitude des personnes faibles à être le jouet de leurs passions. *Animi passiones*, dit HOFFMANN, *infestant maximè imbecillos et tenerioris constitutionis homines ; qui verò animo et corpore robustiores sunt, eos minùs lædere solent* (1).

Quelquefois les maladies aiguës peuvent aussi contribuer à la production de la mélancolie : c'est lorsque, par leur répétition, ou des traitemens négligés ou mal dirigés, elles ont détérioré notre économie, et ont engendré toutes sortes d'incommodités qui font le tourment de notre existence. Tel est souvent le dernier résultat des maladies vénériennes réitérées ou mal traitées ; et c'est ainsi que tant de malheureux jeunes gens vont puiser la douleur et la mort aux sources mêmes du plaisir et de la vie !

> *Sperne voluptates : nocet empta dolore voluptas.*
> HORATIUS, lib. 1, epist. 2.

Avant de cesser de parler de l'influence des maladies physiques sur le développement de la mélancolie, nous signalons encore, comme cause de cette affection mentale, la perte des fonctions de la génération, survenant par une cause quelconque dans la vigueur de l'âge. L'observation 32.ᵐᵉ de *Lazarre Rivière* offre un cas de cette espèce : j'en ai fait mention page 24. *Voyez* l'histoire du malheureux Abailard et ses tristes épîtres.

La mélancolie dont étaient affectés les Scythes nomades paraissait

---

graphie chirurg.; 2.ᵉ édit., t. 2, p. 136), tombée dans une susceptibilité nerveuse extrême par suite d'excès dans les jouissances d'un hymen prématuré, des fatigues de la gestation, de l'allaitement maternel, etc., présente au plus haut degré cette *diathèse mélancolique* dont parle *Lorry*.

(1) *Medicina rationalis systematica*, t. 1, pars 2, cap. 1. — Voyez aussi le 7.ᵉ mémoire de *Cabanis*, dans ses Rapports du physique et du moral de l'homme.

aussi dépendre de cette cause. *Voyez* ce que nous en avons dit page 77.

Hérédité.

Presque tous les médecins conviennent que les aliénations mentales sont, comme les maladies physiques, susceptibles de transmission par hérédité. *Brown* est peut-être le seul qui nie l'existence des maladies héréditaires : mais des observations journalières n'infirment que trop souvent l'opinion du docteur anglais, plus jaloux d'ailleurs de se distinguer par l'originalité de ses systèmes que par des principes solides, fruits de l'expérience et d'une saine physiologie.

L'hérédité est une cause si fréquente de l'aliénation mentale, que le docteur *Esquirol* la regarde comme la plus commune de toutes. Les relevés qu'il a faits, tant dans son établissement particulier, que dans celui de la Salpêtrière qu'il dirige de concert avec M. le professeur *Pinel,* prouvent qu'elle se rencontre, comme cause de l'aliénation, pour la moitié chez les riches, et pour un sixième au moins chez les pauvres.

Les vésanies héréditaires, d'après ces deux habiles médecins, se manifestent ordinairement depuis la puberté jusqu'à l'âge mûr, et plus rarement dans la vieillesse (1).

On a vu ces maladies héréditaires se conserver dans les mêmes familles pendant plusieurs générations ; ce que l'on observe surtout dans la classe des riches et des nobles, qui s'allient si souvent entre eux pour conserver leur rang, leur fortune et leur nom. La transmission des maladies mentales de génération en génération est encore plus remarquable chez les catholiques d'Angleterre, dont les mariages ne peuvent avoir lieu qu'entre individus de leur secte.

---

(1) M. le professeur-bibliothécaire *Moreau* prétend, au contraire, que l'aliénation mentale héréditaire se manifeste *souvent à une époque très-avancée de la vie.* (Méd. ment., article de l'Encyclopédie méthodique.)

Cette transmissibilité des maladies de l'esprit est aujourd'hui si bien connue, que les familles dans lesquelles il existe ou a existé un ou plusieurs individus aliénés ont beaucoup de peine à s'allier avec d'autres familles. Il n'y a ordinairement que le sot amour des richesses, le vain orgueil de la naissance, et le despotisme paternel, qui puissent faire passer outre une considération aussi importante.

Le docteur *Esquirol* prétend que la disposition héréditaire à l'aliénation mentale se présente, dans la plupart des cas, avec des traits si caractéristiques et si peu équivoques, qu'il lui est arrivé quelquefois de prédire une attaque de folie plusieurs années avant qu'elle eût lieu.

Assez fréquemment les maladies mentales originaires affectent la même forme dans les individus qui les ont puisées à la même source, reviennent aux mêmes époques quand elles sont périodiques, et reparaissent sous l'influence des mêmes causes : cependant cette uniformité, quant au caractère, à la périodicité, aux causes occasionnelles, n'est rien moins que constante.

Lorsque l'aliénation mentale est le funeste héritage de nos pères, elle est bien difficile, sinon impossible, à guérir radicalement : il serait peut-être moins incertain de chercher à la prévenir par une éducation particulière chez les individus que l'on soupçonne en porter le germe,

CAUSES PHYSIQUES EXTERNES.

Toutes les choses au milieu desquelles nous vivons, les fluides atmosphériques, les climats, les saisons, les habitations, peuvent, dans certaines circonstances, être considérées comme causes prédisposantes plus ou moins directes, plus ou moins énergiques de la mélancolie.

Lorsque l'élément respirable se trouve mêlé ou combiné en trop grande proportion avec d'autres gaz impropres à la respiration, ou même délétères, il peut en résulter pour l'économie animale, un état de langueur, de torpeur, ou de maladie de quelque viscère, qui dispose à la mélancolie.

Les régions équatoriales, les pays chauds, ceux surtout où soufflent des vents brûlans, fréquemment et brusquement interrompus par des vents glacials, sont très-propres à développer la mélancolie, principalement quand à ce vice du climat se joignent encore les vices d'une religion et d'une législation défectueuses qui favorisent l'inertie et l'indolence naturelle aux peuples de ces contrées : c'est ainsi que les Indiens et les Siamois, accablés par l'excessive chaleur de l'atmosphère, font consister tout leur bonheur dans un repos et une oisiveté absolus; et que les législateurs de ces peuples, loin de combattre par de bonnes lois les mauvais effets de l'influence du climat sur eux, les ont au contraire favorisés.

Le tempérament mélancolique se rencontre encore, quoique moins fréquemment, *dans les pays où la nature est comme couverte d'un voile de brouillards, et qui ne présentent que des objets sombres, monotones et décolorés* (CABANIS) (1).

Quant aux saisons, celles où l'on voit naître le plus grand nombre d'affections mélancoliques, sont l'été et l'automne (2) : *Æstatis tempus et autumni hunc morbum procreant, ver autem judicat.* (ARETÆUS.)

Les habitations humides, basses, mal aérées; celles qui sont ouvertes au midi dans les pays chauds, peuvent aussi concourir au développement de la mélancolie chez les personnes qui y sont déjà disposées.

Les vêtemens trop étroits, en gênant les fonctions des organes ab-

---

(1) Sur les effets de l'influence des climats sur l'homme, consultez le Traité des airs, des eaux et des lieux d'*Hippocrate*, avec les notes du savant docteur *Coray*; l'Esprit des lois de *Montesquieu*, liv. 14, chap. 2, 3 et 5; et les Rapports du physique et du moral de l'homme, par *Cabanis*, 9.ᵉ et 12.ᵉ mémoires.

(2) En Angleterre, au contraire, c'est en hiver que la mélancolie est plus fréquente; et pendant tout le temps que règne l'aquilon, le nombre des suicides y est tellement augmenté, que ce vent y est appelé *le vent des pendus*.

dominaux, déterminent l'hypocondrie, qui, à son tour, engendre souvent la mélancolie.

Des applications, des frictions faites sur le corps avec certaines substances ; des suppositoires préparés d'une manière particulière, paraissent avoir, dans quelques circonstances, donné lieu à la démono-manie : sans doute qu'il existait déjà alors une grande disposition morale à cette maladie.

La mélancolie, et beaucoup d'autres dérangemens de l'entende-ment, sont encore fréquemment le résultat des troubles physiques qu'ont déterminés en nous les substances introduites dans notre éco-nomie par les voies digestives.

Hippocrate et un grand nombre de médecins qui sont venus après lui, ont prétendu que l'usage de la chair de bœuf, de chèvre, et des substances caseuses, fournissait une grande quantité de bile, et, par suite de cette polycholie, déterminait des affections mélancoliques ou aggravait celles qui existaient déjà (1) ; mais je ne sais si cette remarque n'est pas plus théorique que pratique, et je doute qu'elle ait été confirmée par l'expérience des modernes.

Le Camus, auteur de la Médecine de l'esprit, dit cependant avoir observé que le régime du lait rendait triste ; qu'il faisait perdre la gaîté, au point que rien ne pouvait amuser les personnes qui s'é-taient mises au lait pour toute nourriture, et qu'un rien leur faisait verser des larmes. *Zimmermann* et *Cabanis*, sans aller aussi loin, regardent le lait comme nuisible à l'hypocondrie et à la mélancolie, et comme pouvant même produire ces deux maladies.

Les eaux saumâtres, celles chargées de dissolutions putrides végé-tales ou animales (2), de matières terreuses ; celles dites *dures et crues*, en produisant l'énervation de l'estomac, la débilité des sys-

____

(1) *Hippocratis* opera, Sect. 4, de Ratione victûs in morbis acutis.

(2) *Zacutus* rapporte, d'après *Avensoar*, un exemple de mélancolie produite par l'usage d'eau empoisonée avec des chairs putréfiées. (*De medicorum principum historiâ* 36.)

tèmes nerveux et lymphatique, et enfin l'engorgement de divers organes de l'abdomen, finit, comme le prétend l'auteur des *Rapports du physique et du moral de l'homme*, par amener des affections mélancoliques consécutives d'affections hypocondriaques.

Tout ce qui, introduit au-dedans de nous, produit l'asthénie du système nerveux, soit par une sédation directe, soit par le *collapsus* qu'entraîne une excitation trop vive et trop long-temps soutenue de ce même système, opère dans les fonctions de l'intelligence une espèce de trouble et de désordre dont le résultat est quelquefois un état mélancolique d'autant plus malheureux, qu'il a souvent pour caractère l'ennui de la vie et le penchant au suicide (1). Les substances qui font naître ces tristes effets sont, les narcotiques, les liqueurs enivrantes (spiritueuses, alcoholiques), prises avec excès ; les boissons chaudes, et principalement le thé, dont l'usage est si fréquent dans certains pays.

Les *aphrodisiaques*, qu'on les considère comme excitans généraux, ou seulement comme stimulans spéciaux des organes de la génération, ou bien comme fournissant une grande quantité d'humeur spermatique, ou bien enfin comme imprimant à cette humeur des qualités plus excitantes, les *aphrodisiaques*, dis-je, doivent être mis au nombre des causes indirectes de la mélancolie érotique, chez les personnes qui, par vertu ou par contrainte, s'abstiennent, en dépit des appétits qu'elles éprouvent, des plaisirs de l'amour (2).

L'habitude de se surcharger l'estomac d'alimens, surtout d'alimens de difficile digestion, finit par débiliter, dépraver les organes diges-

---

(1) On a observé, en effet, que les personnes qui tombent dans la mélancolie sous l'influence de ces causes ont un grand penchant au suicide. C'est peut-être à l'énorme abus que les Anglais font de ces boissons, qu'on doit principalement attribuer la fréquence du spleen chez eux.

(2) Montesquieu regarde la chair de poisson, surtout de certains poissons de mer, comme très-aphrodisiaque, par l'abondance de sperme que, selon lui, elle fournit. Il appuie son opinion en disant que les peuples *ichtyophages* sont plus enclins à l'amour et plus féconds que les autres peuples ; et que c'est à

tifs , principalement chez les hommes de cabinet , et devient souvent chez eux la cause de l'hypocondrie et de la mélancolie. (*Voyez* le Traité de l'Expérience de *Zimmermann* , traduit de l'allemand par *Lefèvre ;* tom. 3 , liv. 5 , chap. 6 ; page 58, édition de 1797).

L'excès opposé à d'autres inconvéniens qui ne sont peut-être pas moins grands ; car les jeûnes et l'abstinence, qui affaiblissent les forces physiques, donnent au contraire à l'imagination et aux passions, et particulièrement aux passions amoureuses, un surcroît d'ac-

---

l'usage du poisson, dont les Chinois et les Japonais font leur principale nourriture, qu'on doit attribuer leur nombreuse population.

Si la remarque de Montesquieu est juste, la grande consommation de poisson qui se faisait dans les cloîtres, les couvens, les monastères, produisait donc des effets bien opposés au but que s'étaient proposé les fondateurs ou les chefs de ces maisons *religieuses.* Loin d'émousser les aiguillons *de la chair ,* ce régime devait les rendre plus acérés, et faire naître ou accroître les regrets du monde chez les malheureuses victimes qu'un vœu inconsidéré ou le despotisme paternel avait plongées dans ces sépulcres affreux des vivans , condamnées à la fleur de leurs ans aux horreurs d'un honteux et perpétuel célibat.

Les breuvages auxquels les anciens ont donné le nom de *philtres* (φιλτρα , de φιλεω *j'aime*), étaient sans doute des préparations pharmaceutiques , dont les substances qui passaient alors pour les plus puissans aphrodisiaques faisaient la base. On attribuait à ces *philtres* la vertu de faire naître des désirs amoureux, non-seulement pour les personnes envers lesquelles on était le plus indifférent, mais même pour celles qui étaient le plus odieuses.

Cette prétendue vertu des *philtres* est tout-à-fait invraisemblable. Ce qu'il n'est pas déraisonnable de croire cependant, c'est qu'il y ait des substances qui excitent plus fortement les unes que les autres les organes de la génération, et que les plus énergiques d'entre elles aient été choisies par les anciens pour composer des breuvages qui rendissent plus impérieux le besoin des jouissances de l'amour.

Les *philtres* , par leur activité, produisaient quelquefois des accidens graves sur des sujets trop irritables. Lucrèce nous en offre un exemple remarquable. On rapporte que ce poëte célèbre, ayant bu un de ces *philtres* que lui avait préparé Lucile sa femme ou sa maîtresse, tomba dans une fureur telle , qu'il se poignarda. Toutefois cette anecdote historique est bien loin d'être à l'abri des doutes.

tivité qui produit quelquefois bien des aberrations de l'esprit : ainsi,
la diète très-austère que l'on observait dans certains ordres religieux
exposait à tous les désordres d'une imagination ardente : de là les
rêveries, les adorations mystiques, la mélancolie érotique, et cette
longue série de délires bizarres, enfans de l'ignorance, de la superstition et du fanatisme.

Lorsque des milliers d'anachorètes, à l'exemple des premiers chré-
tiens, se retirèrent dans les solitudes pour y prier et y vivre de pri-
vations, ne vit-on pas tous ces pieux insensés, exténués de jeûnes et
d'abstinences, être le jouet des illusions de leur imagination, et peu-
pler de fous et de visionnaires les vastes déserts de la Thébaïde (1)?

Le défaut d'exercice, le sommeil et les veilles portés trop loin,
peuvent aussi avoir des suites fâcheuses pour l'esprit ; ainsi :

L'inaction du corps, surtout quand elle est jointe à un exercice
opiniâtre de l'esprit ; l'habitude d'être toujours assis, et même d'avoir
continuellement le ventre ployé sur une table, comme certaines conditions de la vie y obligent, sont des causes fréquentes du développement de l'hypocondrie-mélancolique (2).

Le sommeil, lorsqu'il est habituellement trop prolongé, fait perdre
à l'homme son énergie physique, appesantit son esprit, le jette par
degrés dans l'apathie, la torpeur, la morosité, et le conduit à la perte
de la raison.

Les veilles excessives, en épuisant les forces du corps, exagèrent
la sensibilité et l'irritabilité, et nous exposent éminemment à toutes
sortes d'aberrations des sens et de l'imagination.

(1) Leur vie oisive et contemplative, leurs vigilations, l'ardeur du climat de
cette brûlante contrée de l'Égypte qu'ils habitaient, ne devaient pas peu contribuer à troubler leur esprit.

(2) C'est aux effets de la vie sédentaire, renforcés par la mollesse, qu'on doit
attribuer le nombre prodigieux d'affections nerveuses et mélancoliques que l'on
rencontre aujourd'hui parmi les jeunes demoiselles des grandes villes. « Une
fille, dit le docteur *Pomme*, qui lit à dix ans au lieu de courir, doit être
à vingt ans une femme à vapeurs...... »

CAUSES MENTALES.

Passions ou affections actives de l'âme (1).

« Le grand-Être a voulu que les vents soulevassent les flots de la
« mer, et qu'ils agitassent ce liquide immense, qui, sans eux, n'aurait
« formé qu'un vaste amas d'eaux croupissantes, dont les exhalaisons
« funestes auraient porté la mort sur la terre : il a voulu de même
« que la vie de l'homme fût agitée par les vents impétueux des pas-
« sions, et qu'il reçût d'eux un mouvement, dont il aurait manqué

---

(1) J'appelle les *passions*, des *affections actives de l'âme*, pour les distinguer
d'autres *affections* d'un caractère opposé, dont je parle plus loin sous le titre
d'*affections passives de l'âme*. Ainsi je prends le mot *passions* toujours dans un
sens *actif*, parce que c'est le sens le plus anciennement et le plus généralement
consacré par l'usage. Je sais bien que plusieurs hommes d'un nom qui fait autorité ont donné la dénomination de *passion* à toute émotion forte de l'âme ;
que la crainte, la frayeur, la joie, etc., sont pour eux des passions tout comme
l'amour, l'ambition, la jalousie, etc. : mais ces diverses opérations de l'entendement présentent entre elles une différence trop essentielle pour être confondues. Les unes (la crainte, la frayeur, la joie, etc.) ne sont que les premières
modifications que l'âme éprouve après la perception de la sensation ; les autres
(l'amour, l'ambition, la jalousie, etc.) sont ces mêmes modifications accompagnées
d'un désir vif et soutenu. Celles-ci sont donc des *affections actives*, puisque l'âme
est vivement excitée à la poursuite d'un objet ; tandis que celles-là, indépendantes de la volonté, sont des états de l'âme purement *passifs*.

Cependant ces deux appellations, *passions* et *affections actives de l'âme*, employées synonymiquement, offrent une contradiction grammaticale manifeste,
puisque, selon leur étymologie, l'une marque la *passivité*, et l'autre l'*activité* ;
mais ici, comme dans beaucoup d'autres cas, il faut négliger la composition des
mots pour ne s'attacher qu'aux idées qu'ils représentent.

« sans leur secours. (1) » Il est vrai, les passions ont été données à l'homme pour son bonheur ; et il en a fait les instrumens de son malheur. Il eut toujours trouvé en elles les sources de sa félicité, si, ne suivant que les lois de la nature, les devoirs de la société, et la voix de la raison, il n'eut laissé envahir toutes les avenues de son âme par l'égoïsme, ce point central de toutes ses actions, ce chancre destructeur du cœur humain.

> O miseras hominum mentes ! ó pectora cœca !
> Qualibus in tenebris vitœ quantisque periclis
> Degitur hoc œvi, quodcunque est!........
> (TITI LUCRETII CARI de naturâ rerum ; lib. 2.)

Quelquefois l'homme est encore plus malheureux par la résistance qu'il oppose à ses passions que par ses passions elles-mêmes ; car, des combats que l'âme éprouve dans le choc des passions avec la raison peut naître cette fatale mélancolie qui conduit au suicide (2).

---

(1) *Lévesque* : l'homme moral, chap. 33 ; principe des passions. (A Amsterdam, 1775.)

(2) C'est cette opposition entre les passions et la raison qui constitue l'*homo duplex* de Buffon. Ce philosophe naturaliste considère l'homme comme formé de deux principes différens ; l'un, qu'il appelle l'*âme*, *principe spirituel*, *faculté raisonnable* ; l'autre qu'il nomme *principe animal*, *principe matériel*.

Quand ces deux principes agissent de concert, il n'y a point de combats intérieurs ; l'homme jouit de l'unité de son existence ; le sentiment du *moi* lui paraît simple : c'est l'état de la vie le plus désirable. Lorsque l'un des deux principes domine, l'homme est encore heureux, parce qu'il n'éprouve qu'une impulsion simple, parce que le principe qui est en action agit seul, qu'il n'est point contrarié par l'autre. Si tous les deux viennent à agir en même temps et avec une force inégale, il en résulte un malaise intérieur qui produit l'ennui, la morosité, et un premier degré de la mélancolie. Mais « le plus malheureux « de tous les états, est celui où ces deux puissances souveraines de la nature « de l'homme sont toutes deux en grand mouvement, mais en mouvement « égal et qui fait équilibre. C'est là le point de l'ennui le plus profond et « de cet horrible dégoût de soi-même qui ne nous laisse d'autre désir que celui.

Les passions troublent nos facultés intellectuelles et morales de deux manières : tantôt, en agissant directement sur elles ; tantôt en déterminant des altérations physiques, qui, réagissant sur l'âme, portent une atteinte plus ou moins profonde à l'exercice de ses facultés : *mens insana in corpore insano.*

Amour. De toutes les passions, celle qui joue le plus grand rôle dans la vie de l'homme, celle qui répand sur son existence les jouissances les plus vives et les plus pures, l'amour, est souvent aussi la cause de ses plus grands malheurs : « Source unique et féconde de tout « plaisir, de toute volupté ! Amour ! pourquoi fais-tu l'état heureux « de tous les êtres, et le malheur de l'homme ! » (*Buffon.*)

Au sortir de l'enfance, l'homme commence une nouvelle carrière : le premier éveil des organes de la volupté semble animer tout son être d'une nouvelle existence ; et l'amour, par degrés, s'insinue dans son âme : d'abord hôte tranquille, il fait naître la vague rêverie et cette douce mélancolie qui ressemble si bien au plaisir ; bientôt, tyran fougueux, il exerce sur lui son despotique empire. A quels dangers, à quels malheurs, à quels écarts de la raison ne l'exposera pas une telle passion, qui ne reconnaît d'autre loi que ses désirs, d'autre frein que sa seule impuissance, si elle vient à rencontrer quelque grand obstacle !

> Quid juvenis magnum cui versat in ossibus ignem
> Durus amor ? nempè abruptis turbata procellis
> Cœcâ nocte natat serus freta : quem super ingens
> Porta tonat cœli, et scopulis illisa reclamant
> Æquora ; nec miseri possunt revocare parentes,
> Nec moritura super crudeli funere virgo.
>
> (Virg. *Georg.*, lib. 3.)

« de cesser d'être, et ne nous permet qu'autant d'action qu'il en faut pour nous « détruire, en tournant froidement contre nous des armes de fureur. » (*Buffon*, Disc. sur la nat. des animaux.)

Combien plus malheureux encore est l'amant qui a perdu sans
retour celle qu'idolâtrait son cœur ! Il fuit la lumière et le monde,
et s'enfonce dans les antres et les forêts ; l'horreur de ces lieux, en
rapport avec l'état de son âme, lui plaît et semble un instant alléger
sa douleur :

> Il veut des lieux déserts, il veut des bois sauvages,
> De noirs torrens, des troncs brisés par les orages,
> Des rochers dont le deuil réponde à son ennui ;
> Il veut des lieux affreux tourmentés comme lui.
>
> (DELILLE, poëme de l'Imagination.)

Partout il cherche son amante chérie, partout il ne rencontre
qu'une vaine image et l'immense solitude qui l'environne. D'une
voix plaintive et monotone il la demande à la nature entière, et

> Un lamentable écho, sur les ailes des vents,
> Semble lui renvoyer ses longs gémissemens.

Heureux si l'infortuné ne se borne qu'à gémir ! Le temps viendra
sans doute un jour cicatriser sa profonde blessure, et le guérir de son accablante mélancolie. Mais qui sait si, exaspéré par des tourmens qui lui
semblent ne devoir jamais finir ; irrité d'être ainsi condamné à toujours souffrir, le délire et le désespoir n'armeront pas son homicide
main contre sa propre vie pour finir une carrière malheureuse,
où toute espérance de bonheur paraît pour jamais évanouie à ses
yeux (1) ?

_____

(1) On a même vu des amans furieux devenir eux-mêmes les assassins de celle
qu'ils aimaient, et qu'ils ne pouvaient obtenir. Un certain *Octavius* de Rome,
ne pouvant faire consentir *Pontia Posthumia*, sa maîtresse, à devenir sa femme,
la tua.

D'autres, d'un commun accord, se sont arraché la vie, ne pouvant passer leurs
jours ensemble.

La baronne de Staël, dans ses réflexions sur le suicide, rapporte l'histoire de
deux amans qui se donnèrent mutuellement la mort.

On raconte que deux amans de la ville de Lyon, se voyant bientôt forcés de se sé-

Faut-il s'étonner si l'amour est la cause des maladies de l'âme
les plus graves et les plus fréquentes, puisqu'il est la plus violente
des passions, qu'il subjugue tous les hommes, même les plus stupi-
des, et qu'il étend indistinctement son empire sur tous les êtres
animés de la nature (1) ?

> L'inévitable amour perce des mêmes traits
> L'homme et les animaux, le maître et les sujets!
> Sur des ailes de feu l'amour parcourt le monde,
> Il embrase les airs, il brûle au sein de l'onde.
>
> (DELILLE , *les trois règnes de la nature* , chant 8.)

Les peines et les revers d'amour étant les causes de la mélancolie
érotique, les femmes doivent être, plus que les hommes, sujettes

---

parer pour jamais, l'amant étant atteint d'une blessure mortelle, résolurent,
pour prévenir cette cruelle séparation, de mourir ensemble au même moment.
Ils se donnent un rendez-vous; attachent un ruban à la détente de deux pistolets
dont ils s'étaient munis, et l'amante tenant le ruban du pistolet de son amant,
et l'amant tenant celui du pistolet de sa maîtresse, tirent tous deux à un
signal donné : tous deux tombent au même instant ;

> *Et anima cum gemitu fugit indignata sub umbras.*

Ce fait a été cité avec des circonstances différentes par J. J. Rousseau et par
Voltaire, dans son Dictionnaire philosophique, art. *Caton.*

(1) S'il nous était permis de nous livrer à d'autres considérations, qu'à celles qui
regardent l'homme, ne pourrions-nous pas montrer que plusieurs animaux, dont
l'intelligence ne saurait être révoquée en doute, sont susceptibles d'être quelquefois affectés d'une douleur morale fort analogue, sinon semblable, à la mélancolie ? Philomèle pleurant la perte de ses petits ne nous offre-t-elle pas l'i-
mage de la mélancolie la plus attendrissante ?

> *Qualis populeâ mœrens Philomela sub umbrâ*
> *Amissos queritur fœtus. . . . .*
> . . . .
> *Flet noctem, ramoque sedens miserabile carmen*
> *Integrat, et mœstis latè loca questibus implet.*
> *Nulla Venus, nullique animum flexére hymenœi.*
>
> (VIRG. *Georg.* , lib. 4.)

à cette maladie ; car, plus sensibles, plus voluptueuses, plus coquettes et plus oisives, elles éprouvent l'amour à un plus haut degré ; sont plus exposées à ses caprices ; et les ressentent plus vivement. C'est donc avec raison que l'on a dit que l'amour n'était qu'un épisode dans la vie de l'homme, mais qu'il formait toute l'histoire de la vie d'une femme (1).

Une continence forcée, surtout pour les femmes qui ont déjà usé du coït, qui sont jeunes, d'un tempérament ardent, d'une imagination exaltée, est souvent la cause de la mélancolie dont nous parlons : *une première action des organes génitaux rend plus impérieux le besoin des jouissances.* (M. *Hallé*, leçons d'hygiène.) Dans ce dernier cas, ce n'est plus un simple désir qu'elles veulent contenter ; ce n'est plus seulement l'appât des plaisirs qui les porte à rechercher les jouissances qu'elles ont perdues ; c'est un besoin, un besoin irrésistible, et souvent presque aussi nécessaire à satisfaire, pour l'entretien de la santé, que les autres fonctions naturelles de notre économie (2).

Aucun fait ne vient mieux à l'appui des effets malheureux de la

---

(1) Un peintre de mœurs, qui a écrit dans le genre de Théophraste et de Labruyère, me paraît avoir assez bien exprimé, dans le passage suivant, les divers degrés du pouvoir de l'amour, selon le sexe, l'âge, la condition de ceux qui l'éprouvent. « L'amour, dit-il, est le défaut des jeunes gens, le faible des vieillards, la folie des filles, la passion des femmes, l'amusement des petits, l'occupation des grands, la perte des insensés, l'écueil des sages. »

(2) L'inaction des organes sexuels est aussi, pour les jeunes demoiselles arrivées à l'époque de la puberté, la cause d'une longue série d'accidens, tels que la dysménorrhée, l'aménorrhée, la chlorose, l'hystérie, la mélancolie, que souvent l'on verrait disparaître si l'on obéissait à ce conseil d'*Hippocrate* tant de fois répété : την .. παρθενον..... ξυνοικέειν ανδρι. Le bien-être moral que fait naître un heureux hymen, la nouvelle énergie imprimée à toute l'économie par l'effet de l'exercice des organes reproducteurs, ne tardent pas, le plus ordinairement, à dissiper tous les maux qui altèrent les charmes, et tourmentent l'existence d'un sexe si aimable, l'ornement de la nature.

continence forcée que l'histoire de la maladie de l'abbé Blanchet, curé
de Cours, près la Réolle en Guyenne, qui se trouve consignée en
entier dans les œuvres de Buffon ; et, avec plus ou moins de détails,
dans l'Espion anglais (t. 1, lettre 5) ; dans le Dictionnaire des sciences
médicales, article *continence;* dans l'Encyclopédie méthodique, article
médecine mentale, etc.

Fred. Hoffmann rapporte l'observation d'une dame âgée de 42
ans, d'un tempérament sanguin-mélancolique, qui, ayant perdu
son mari, tomba dans une profonde mélancolie-hystérique : son
esprit était tellement fixé sur l'amour, qu'ayant une nuit rêvé être
couchée avec le mari qu'elle regrettait, et célébrer avec lui les
plaisirs de l'hymen, elle prit son songe pour une réalité, et, pendant
plusieurs années, se crut toujours enceinte. (*Opera physico-medica;*
tom. 4, centur. 2, sect. 3, *de morbis abdominis.* Casus 51, *de
passione hysterica*, pag. 234.)

C'est à cet incoërcible aiguillon de l'amour que les historiens et
les médecins attribuent le délire des Milésiennes et des Lyonnaises
qui allèrent en foule se précipiter dans les fleuves et dans les puits.

Et vous, illustres infortunées qu'un destin affreux a fait descendre
à la fleur de vos ans sur l'infernale rive ; chaste Didon, qui expirâtes
sur un bûcher pour rester fidèle à un époux qui n'était plus ; inconsolable Artémise, qui fîtes de votre propre sein une urne vivante
où vous enfermâtes les cendres de votre cher Mausole ; adultère et
malheureuse épouse du second Alcide, qui brûlâtes d'une flamme
incestueuse pour le vertueux Hippolyte ; muse célèbre de Lesbos,
amante si fameuse de l'ingrat Phaon; vous toutes et tant d'autres,
ne fûtes-vous pas aussi les déplorables victimes de l'amour ?

Jalousie. La jalousie, et surtout celle que fait naître l'amour, quand
elle est portée à un certain degré, est une passion dont les effets sont
également funestes à l'esprit et au corps.

Ce sont encore les femmes qui sont principalement les victimes
de cette malheureuse passion. « Lorsque la jalousie, dit Montaigne,

« saisit ces pauvres âmes foibles et sans résistance, c'est pitié comme
« elle les tirasse et tyrannise cruellement. » Lorsque la jeune et
tendre-épouse, la sensible amante, portent dans leur sein ce terrible
poison, il n'est point pour elles de tourment plus cruel ; l'orgueil, la
vanité, l'amour-propre se trouvent à la fois blessés : alors leur douceur naturelle se changeant quelquefois en fureur, elles deviennent
capables de se porter à des résolutions extrêmes, même aux plus
grands crimes ; mais, le plus souvent, elles renferment en elles-mêmes
le chagrin qui les dévore ; et on les voit sombres, taciturnes, mélancoliques, se décolorer, se flétrir, et tomber dans une langueur mortelle ; comme ces fleurs délicates qui, long-temps altérées, perdent
leur éclat, ferment leur belle corolle, et s'inclinent tristement vers
la terre.

L'homme, quoique moins exposé que la femme aux tourmens
de la jalousie, en est cependant quelquefois affecté au plus haut
degré : égoïste dans ses jouissances, despote dans l'usage de l'autorité
que la nature et les lois lui donnent sur sa compagne, il l'asservit
pour mieux s'assurer d'elle. Mais ses précautions ne le garantissent
pas toujours des chimériques terreurs de son imagination ; et son
épouse, chaste ou adultère, fait naître en lui les angoisses de la jalousie : bientôt, tout lui porte ombrage ; tout ce qu'il voit, tout ce
qu'il entend, entretient et accroît ses alarmes :

Dans les champs, l'air, les eaux, les fleurs et le zéphire,
La forêt, le bosquet, tout contre lui conspire.　　　(*Delille.*)

Son plus fidèle ami excite son humeur jalouse, le porte à la vengeance ; ses défiances le poursuivent jusque dans les bras de la beauté
qu'il aime :

Un feu noir et sinistre allume son regard,
Et son ami n'est pas à l'abri du poignard.
Que dis-je, malheureux au sein du bonheur même,
Il jouit en tremblant de la beauté qu'il aime ;
Il rêve à ses côtés de rivaux et d'amans,
Et ses plaisirs troublés le rendent aux tourmens.　　　(*Delille.*)

Nous n'avons rien dit ni rapporté sur les effets de l'amour jaloux qui ne soit attesté par l'histoire et confirmé chaque jour par l'expérience (1).

---

(1) Je citerai à l'appui l'observation suivante, que m'a communiquée le docteur *Esquirol.*

Un général d'un mérite distingué avait toujours montré un caractère mélancolique, défiant et ambitieux. A l'armée, il fréquentait peu ses camarades. Il ne paraissait avoir de goût et d'activité que pour la guerre. Il craignait toujours qu'on ne lui rendît pas justice, quoique ses nombreux hauts faits d'armes n'aient jamais manqué d'être bien récompensés. A l'époque de la chute de Bonaparte, il se retira dans ses foyers, où il fut très-bien accueilli par ses concitoyens, et se maria : il avait alors trente-huit ans. Pendant *les cent jours*, il est forcé de reprendre du service. Il fait une campagne très-glorieuse, et après le licenciement de l'armée, rentre de nouveau chez lui. Cette fois il ne reçoit pas un accueil favorable; et ce changement d'opinion sur son compte, paraît l'affecter beaucoup: alors il reste confiné dans son château avec sa femme, dont il ne quitte plus l'appartement, et néglige ses amis. Néanmoins il est remis en activité de service ; mais ce service n'exigeant de lui que quelques déplacemens momentanés, le détourne peu de sa vie sédentaire. Son amour pour sa femme, jeune, aimable et jolie, ne fait que s'accroître par l'inaction et l'isolement. Son humeur jalouse est éveillée par la visite qu'il reçoit d'un ami, qui cependant n'avait, de son aveu même, rien qui pût troubler sa sécurité. Sa jalousie fait des progrès. Il maltraite sa femme de propos injurieux. Son ami, s'apercevant du dérangement de son esprit et de l'ombrage qu'il lui porte, ne reparaît plus. Le général devient encore plus sédentaire et plus assidu auprès de sa femme, plutôt par jalousie que par tout autre sentiment. Ses soupçons jaloux s'accroissent de jour en jour, et il en vient à des voies de fait contre elle. Une telle conduite le brouille avec ses parens, qui, ignorant la maladie morale dont il est affecté, le regardent comme un homme d'un caractère intraitable. Le malade s'isole de plus en plus, et le mal augmente. Six mois après, il est forcé de s'absenter pour son service, qui dure deux mois. Pendant ce temps, il est en proie à tous les tourmens de la jalousie; toutefois il fait très-bien son devoir. De retour près de sa femme, il est très-gai les premiers jours. Mais bientôt il voit partout un rival couché avec elle : quelquefois il s'élance de son lit, et, l'épée à la main, le poursuit dans tous les recoins de son château. Il se persuade que la famille de sa femme, et surtout son beau-frère, favorisent les intrigues de son rival. Bientôt

16

C'est dans les pays méridionaux, et plus encore chez les Orientaux,

le bruit des personnes qui parlent ou chantent près de lui, l'agitation du feuillage des arbres, le ramage des oiseaux, il les interprète contre lui : ce sont les effets de la conspiration ourdie par ses ennemis. Souvent même, au milieu du plus profond silence, il éprouve les mêmes hallucinations; il entend des sifflets de tous côtés. Ne voyant rien autour de lui, qui puisse produire ces effets, il devient furieux ; il appelle ces prétendus conspirateurs; les provoque, les injurie ; et, ne pouvant les forcer à se montrer, il parcourt son château à main armée pour les découvrir. Ne les trouvant pas, il retourne auprès de sa femme, qu'il injurie et maltraite, l'accusant d'être d'intelligence avec son rival et ses complices, quoiqu'il rende justice à sa vertu. Enfin, excédé de tour-mens, il vient à Paris au mois de juillet 1817, et habite dans un hôtel garni. Les soins de sa nouvelle demeure lui fournissant des moyens de distraction, son imagination est moins agitée; mais il est toujours si jaloux, qu'il ne permet pas à sa femme de passer d'un appartement dans un autre sans la suivre. On l'engage à visiter ses supérieurs et ses compagnons d'armes, rien ne peut l'y déterminer. Quinze jours étaient à peine écoulés depuis son changement de demeure, qu'il s'imagine que les menées de son rival prennent une nouvelle activité. Il est l'objet du bruit, des cris qu'il entend dans la rue; il est accusé de lâcheté, de barbarie, etc. Il observe continuellement sa femme, dans l'espoir de surprendre ses secrets d'intelligence avec ses ennemis. Le moindre geste, le moindre regard, le moindre mouvement, son maintien même et son repos sont des moyens de communication avec eux. Si elle pleure, c'est pour leur faire croire qu'elle est malheureuse; si elle rit, c'est une preuve d'amitié qu'elle leur donne; si elle prend un ton ferme, c'est parce qu'elle se sent soutenue par eux. Son rival peut, par des artifices secrets, voir et entendre, à travers les murs et les plafonds, tout ce qui se fait, tout ce qui se dit chez lui et chez sa femme. Il prétend que la police favorise les complots de ses ennemis. Un jour (c'était à la fin du mois de juillet) il sort de sa chambre, le sabre nu à la main ; parcourt tous les recoins de l'hôtel, cherchant son rival, et veut sortir dans la rue, croyant avoir entendu sa voix. Même scène le lendemain. Désir de se détruire ; mais il ne veut pas se mutiler. Ayant obtenu de son ami qu'il lui procurerait une dose d'opium pour le jour suivant, il fait son testament avec un grand sang-froid, et passe vingt-quatre heures dans le calme. Le soir, on lui apporta une potion calmante qu'on lui dit être le poison; il l'avale, et se met au lit. Ne sentant point se manifester les effets du poison, il est furieux toute la nuit.

que la jalousie d'amour est le plus fréquente et le plus susceptible

Le 1er août, il est conduit dans l'établissement du docteur *Esquirol*, qui était absent. D'abord on l'abandonne seul dans une chambre. Quelques heures après, le docteur *Esquirol* va le voir. Le malade le prend pour un peintre qui doit faire son portrait, et le vendre au public comme celui d'un homme diffamé et avili. Le docteur *Esquirol* le soupçonnant, à son air, d'avoir des projets de suicide, lui déclare qu'il emploiera tout pour l'empêcher d'attenter à ses jours; et que, dès à présent, il va mettre quatre hommes dans sa chambre pour le surveiller, s'il ne lui donne sa parole d'honneur qu'il n'entreprendra rien contre sa vie, ajoutant qu'il préférait la parole d'honneur d'un brave militaire comme lui à toute autre mesure de sûreté. Après beaucoup d'hésitations et plusieurs expressions équivoques, il donne enfin sa parole d'honneur. On le laisse seul (*). Le lendemain, même état, mêmes idées, mêmes projets : tout ce qui l'entoure a été préparé d'avance contre lui. Le docteur *Esquirol*, dans un long entretien, essaie de le dissuader de toutes ses chimères, et, en le quittant, lui dit : « Adieu, général, j'espère vous rendre bientôt à votre famille et au bonheur. » — « Au bonheur, monsieur! » reprend-il d'un ton étonné et attendri. Ces paroles du docteur *Esquirol* eurent les meilleurs résultats : elles firent renaître le calme et l'espérance dans l'âme du malade, qui convint lui-même, à une autre époque, qu'elles n'avaient pas peu contribué au progrès de sa guérison. Le docteur *Esquirol* continue tous les jours ses visites consolatrices. Le malade vient dans son cabinet; se convainc qu'il est médecin; s'épanche avec lui, et lui fait connaître la cause et l'ancienneté de sa maladie. Ce médecin le ramène aux sentimens de tendresse pour ses enfans. Grande amélioration dans l'état du malade : les idées de suicide ont disparu; l'appétit est un peu revenu; les nuits sont tranquilles. Le 6.e jour de son entrée, il va se promener dans le jardin, où il éprouve les sensations les plus agréables. Quand on lui parle de sa femme, ses yeux se mouillent de larmes qu'il s'efforce de cacher. Le 8.e jour, on lui donne un appartement plus gai que celui qu'il occupait. Sorte de bonheur et d'ivresse par ce changement inattendu. « Je me sens renaître! » dit-il plusieurs fois. Le lendemain, il joue aux échecs; se livre à la gaîté; n'entend plus ces voix qui

(*) Quelque temps après, le malade avoua qu'il avait été tenté plusieurs fois de s'étrangler, qu'il avait même serré sa cravate autour son cou dans cette intention, mais que le souvenir de sa parole l'avait retenu.

A l'occasion du panchant de ce malade pour le suicide, il est bon de remarquer qu'un de ses cousins est mort suicidé.

d'être portée à ses dernières périodes (1). Les habitans du nord y

(1) Les coutumes peuvent cependant changer ou modifier les inclinations propres aux divers climats, puisqu'à *Martavan*, village de Syrie, il est d'usage d'inviter les voyageurs qui y arrivent, à jouir des faveurs des femmes, lesquelles se font
une fête de ces bonnes aubaines. (Mémoires du baron de *Tott*, 4.ᵉ part. p. 149 et
suivantes. A Amsterdam, 1784.)

l'importunaient; il n'interprète plus contre lui le bruit que l'on fait. Le
12.ᵉ jour, il voit son frère et son père, qu'il n'attendait pas : il paraît guéri,
et ne songe qu'aux moyens de se distraire. Le 15.ᵉ jour, le docteur *Esquirol* le
conduit à la campagne. Là, tout lui paraît riant; tout le ravit, l'enchante : il
contemple avec extase les charmes de la nature champêtre; il est tout étonné
d'éprouver un si grand bonheur, qu'il ne croyait plus fait pour lui : il sent
un tel bien-être, qu'il dit que depuis dix ans il ne s'est si bien trouvé. Le
soir, il retourne à son hôtel avec sa femme; se croit heureux. Le lendemain,
moins de gaîté : les soupçons jaloux se réveillent; il se persuade de nouveau
être l'objet de tous les bruits qu'il entend autour de lui; il s'imagine voir son
rival dans la rue, et le provoque. Alors il déplore de n'être plus avec M. *Esquirol*:
il est mieux dès qu'il est avec lui. Cependant ses idées de suicide ne reparaissent
plus. Il convient qu'il a besoin de distraction, que la distraction le retirerait de
cet état. Dans les premiers jours de septembre, le docteur *Esquirol* lui propose un voyage, qu'il accepte avec un transport de joie. Il en parle souvent,
mais en ajournant toujours les préparatifs. Les peines qu'il a à obtenir un
passe-port, à cause des nombreuses formalités à remplir, lui font croire que
ses ennemis s'opposent à son voyage. Dès qu'il l'a obtenu, il est satisfait, et
s'applaudit d'avoir remporté sur eux la victoire. La veille du départ, il prétend,
parce qu'on n'a pas encore fait choix d'une voiture, que le voyage n'aura pas
lieu. Le 15 septembre, il est en route avec le docteur *Esquirol*. En quittant
Paris et jusqu'aux deux premiers relais, il est très-bien; mais avant d'arriver à
la troisième poste, il prend les voyageurs qui étaient dans une voiture qui
croise la sienne pour les agens de ses ennemis : il retombe dans la tristesse. Le
lendemain, il arrive dans une ville où il s'arrête. Il veut aller chez un de ses
amis, qui demeure à quelque distance : il éprouve des difficultés pour s'y transporter; il les attribue aux manœuvres de ses ennemis. Cependant il se rend chez
cet ami. Il écrit au docteur *Esquirol* qu'il y a trouvé le bonheur; qu'il veut y
rester; et le prie de prendre toutes les précautions possibles pour que sa retraite

sont si peu enclins, que, dans plusieurs contrées, surtout dans le Groenland et la Laponie, ils portent l'indifférence et l'apathie jusqu'à offrir leurs femmes aux étrangers.

Une autre sorte de jalousie, dont les ravages ne sont pas moins à craindre, est celle que fait naître, chez l'enfant, la préférence de sa mère ou de sa nourrice pour un autre enfant plus chéri que lui : le petit malheureux, frustré de la tendresse qui lui est due, tombe dans une sorte de mélancolie; concentre sa peine; souffre en silence; dépérit; arrive au marasme, et meurt avant même qu'on ait soupçonné la cause de son mal.

La jalousie qui provient de causes autres que celles dont nous avons parlé, n'a point ordinairement de résultats aussi fâcheux.

---

soit ignorée. Pendant trois semaines, son bonheur est le même. Il écrit à sa femme, à ses parens, et se croit délivré de toute persécution ; mais bientôt il se persuade que les lettres qu'il reçoit contiennent des plaisanteries contre lui. Il ne se trouve plus en sûreté là où il est : il se défie de son ami, de sa femme, de ses domestiques ; et toutes les nuits il se barricade dans sa chambre. Enfin il quitte cette demeure avec les mêmes mesures de sûreté qu'il avait prises pour y arriver. Il retourne à Paris; se rend chez le docteur *Esquirol;* où on lui dit que celui-ci n'est pas encore de retour de son voyage. Il prétend qu'on lui en impose. Le docteur *Esquirol* arrive, et sa présence fait renaître l'espérance dans l'âme du malade. Ce médecin le soumet aussitôt à un isolement absolu. Le malade a des céphalalgies. L'application réitérées des sangsues et des épistaxis le soulagent chaque fois ; le rendent même plus accessible à la distraction, et chassent ses idées mélancoliques. Au bout d'un mois, son beau-frère, qu'il avait toujours regardé comme l'un de ses ennemis, vient le voir. Le malade lui fait un bon accueil, lui rend son amitié et sa confiance: alors il est assez bien. Le beau-frère, à force d'attentions et de marques d'intérêt, parvient à dissiper ses inquiétudes. Cet heureux changement ne dure pas plus de trois semaines. Les défiances du malade contre cet ami reviennent, et avec elles, toutes les hallucinations précédentes. Il reçoit la visite de sa femme et d'un de ses parens ; il en paraît très-satisfait. Il est bien pendant quelques jours ; puis il retombe dans ses malheureuses chimères. Il retourne dans sa terre, où il s'occupe de projets d'embellissemens ; et se trouve mieux : mais il est sédentaire, et toujours disposé à la défiance.

Envie. L'envie, si fréquemment unie à la jalousie, qui a tant d'analogie, et se confond même souvent avec elle, l'envie, la plus abjecte, la
plus méprisable des passions, n'est pas moins nuisible à la société
qu'à ceux qui en sont atteints : elle distille son poison sur les plus
nobles actions, et s'arme de la calomnie pour perdre ceux dont
l'éclat du mérite offusque sa vue : en proie à la plus farouche
mélancolie, elle se cache dans les ténèbres, et ne s'alimente que de
ses propres crimes.

La peinture allégorique que les poëtes ont faite de l'envie, la
montre dans toute sa laideur, et la rapproche beaucoup de la
misanthropie, cette hideuse mélancolie dont nous avons déjà parlé :

...... *Domus est imis in vallibus antri*
Abdita, sole carens, non ulli pervia vento,
Tristis, et ignavi plenissima frigoris, et quæ
Igne vacet semper, caligine semper abundet.
. . . .
Pallor in ore sedet, macies in corpore toto;
Nusquàm recta acies, livent rubigine dentes :
Pectora felle virent; lingua est suffusa veneno;
Risus abest, nisi quem visi movére dolores;
Nec fruitur somno, vigilantibus excita curis :

(OVID. *Metamorph.*, lib. 2.)

Ambition (1). Nous signalons l'ambition comme une cause fréquente du dérangement de la raison, surtout chez les personnes que
la naissance, le génie, l'intrigue, la fortune ou le hasard, ont élevées
au-dessus de la condition commune des hommes, ou même placées au rang suprême; car la pourpre royale, le sceptre, le diadème,
les honneurs, l'encens, les flatteries, suffisent rarement aux chefs

(1) *Ambition*, selon toute l'étendue grammaticale du mot, pourrait embrasser
toutes les passions ; mais nous le prenons dans le sens restreint sous lequel on
l'emploie le plus généralement : ainsi, par *ambition*, nous entendons « ce désir
insatiable de s'élever au-dessus et sur les ruines mêmes des autres. » (*Massillon.*)

des peuples : jaloux d'étendre leur domination , ils voudraient embrasser la terre , la mer et les cieux. Nabuchodonosor , ce puissant
roi de Babylone , enflé d'orgueil , ne se fit-il pas faire une statue
d'or ? et ne commanda-t-il pas à tous ses sujets de l'adorer ? Premier
accès de folie qui fut suivi d'un autre dans lequel cet extravagant
monarque se crut changé en bœuf , et vécut comme tel pendant sept
années. Alexandre de Macédoine , maître du monde , ne porta-t-il
pas le délire jusqu'à vouloir se faire reconnaître pour un dieu ? On
sait qu'il avait un temple et des oracles. Mais sans aller , dans la féconde antiquité , chercher des exemples d'ambition fatale à l'esprit
humain , nous en pouvons prendre tout près de nous ; et, entre des
milliers , nous choisissons le plus récent et le plus frappant.

Bonaparte , qui , de la poussière des casernes , devint généralissime
des armées républicaines , premier consul , puis enfin le plus puissant empereur du monde , Bonaparte , put-il jamais assouvir son
ambition ? Après avoir porté ses armes victorieuses en Afrique ,
aux quatre coins de l'Europe ; fait trembler sur leur trône presque
tous les potentats de l'univers ; renversé et créé des rois , il fut lui-
même renversé à son tour ; et paya , de sa couronne et de sa liberté , la
témérité audacieuse qu'il eut d'aller troubler jusque dans ses foyers
le paisible Moskowite. Ainsi cet ambitieux , trompé dans ses extra-
vagans et insolens projets , est peut-être maintenant dévoré par les
chagrins rongeurs de la noire mélancolie (1).

> Malheur à l'âme ambitieuse
> De qui l'insolence odieuse
> Veut asservir tous les humains !
> Qu'à ses rivaux toujours en butte,
> L'abîme apprêté pour sa chute
> Soit creusé de ses propres mains!
>
> (*J. J. Rousseau.*)

---

(1) Il est en outre à remarquer que les militaires qui ont le plus constamment
accompagné l'ex-empereur dans ses campagnes s'accordent généralement à dire

C'est encore le désir de s'élever au-dessus des autres, c'est l'ambition, qui fut une des sources premières et principales des malheurs
de J. J. Rousseau, et de la mélancolie dans laquelle il fut plongé
la dernière moitié de sa vie. Ce grand homme voulut être le réfor-
mateur du genre humain ; gouverner l'esprit des hommes ; et tenir
seul le sceptre de la philosophie : mais il attaquait trop de préjugés ;
il obscurcissait la gloire de personnages alors trop célèbres ; il bles-
sait les intérêts et le crédit d'une classe d'hommes trop puissans,
pour ne pas s'attirer de nombreux et de redoutables ennemis. Accablé de railleries et d'outrages dans sa personne et dans ses écrits ;
bafoué ; traîné dans la fange ; banni de sa patrie ; proscrit de tous les
pays où il se réfugia, son existence physique et morale ne fut plus
qu'un tissu de peines et d'afflictions que le microscope exagérateur
de son imagination exaltée lui représentait encore plus grandes
qu'elles n'étaient. Sa raison s'altéra ; il se persuada que tout l'univers
était entré en complot contre lui (1).

---

que, dans les dernières années de son règne, chaque fois que ses armes es-
suyaient un revers, son esprit éprouvait quelques atteintes d'aliénation.

(1) C'est dans *les rêveries du promeneur solitaire*, que ce philosophe de la nature, si admirable par la sublimité de son génie ; si aimable par la douceur de
son âme, le charme inimitable de ses écrits ; si intéressant par ses infortunes,
nous dépeint avec toute la chaleur et l'éloquente véhémence de son style attendrissant, l'accablante douleur dont son cœur était oppressé. « Tout est fini pour
« moi sur la terre. On ne peut plus m'y faire ni bien ni mal. Il ne me reste plus
« rien à craindre ni à espérer en ce monde, et m'y voilà tranquille au fond de
« l'abîme, pauvre mortel infortuné, mais impassible comme Dieu même.......
« Je n'ai plus en ce monde ni prochain, ni semblable, ni frères ...... Tandis
« que tranquille dans mon innocence, je n'imaginais qu'estime et bienveillance
« pour moi parmi les hommes ; tandis que mon cœur ouvert et confiant s'é-
« panchait avec des amis et des frères, les traîtres m'enlaçaient en silence de rets
« forgés au fond des enfers...... Ils se sont tellement pressés de porter à son
« comble la mesure de ma misère, que toute la puissance humaine aidée de
« toutes les ruses de l'enfer n'y saurait plus rien ajouter. La douleur physique
« elle-même, au lieu d'augmenter mes peines, y ferait diversion. En m'arrachant

C'est aussi l'ambition qui fut la cause de la fatale mélancolie du malheureux poëte Gilbert, dont la vie offre avec celle du philosophe génevois plusieurs traits d'analogie fort remarquables.

Comme Jean-Jacques, Gilbert porta jusqu'à l'excès l'amour-propre, la vanité et l'orgueil (1) ; comme lui, il eût voulu occuper la première place parmi ses rivaux ; comme lui, il fronda hardiment les mœurs de son siècle, et se déclara contre presque tous les *grands hommes* de son temps (2) ; comme lui, il fut honni, bafoué, couvert d'opprobre et d'humiliations ; comme lui, il naquit, vécut, et mourut pauvre (3).

« des cris, peut-être elle m'épargnerait des gémissemens, et les déchiremens de « mon corps suspendraient ceux de mon cœur. »

Où trouver ailleurs que dans J. J. Rousseau, des tableaux aussi frappans de la douleur mélancolique la plus profonde ? Sans doute l'infortuné exagérait ses souffrances ; mais cette aptitude de son esprit à grossir tous les objets qui l'affligeaient était pour lui un tourment de plus ajouté à ses tourmens réels ; car, se croire malheureux, c'est l'être réellement.

(1) Rien ne prouve mieux la vérité de ce reproche que la manière dont Gilbert lui-même s'exprime.

> Dieu plaça mon berceau dans la poudre des champs,
> Je n'en ai point rougi : maître du diadème,
> De mon dernier sujet j'eusse envié le rang,
> Et, honteux de devoir quelque chose à mon sang,
> Voulu renaître obscur pour m'élever moi-même.

(2) Voyez sa satire du dix-huitième siècle.

Gilbert cependant, malgré son goût pour la satire, avait, comme J. J., le cœur droit et sensible : plusieurs de ses vers originaux portent l'empreinte de la douleur de son âme et de la mélancolie dont il était affecté. C'est ainsi que, huit jours avant sa mort, semblant prévoir l'heure fatale, ce jeune poëte chantait, dans ces vers attendrissans, sa déplorable destinée.

> Au banquet de la vie, infortuné convive,
> J'apparus un jour et je meurs,
> Je meurs, et sur ma tombe où lentement j'arrive,
> Nul ne viendra verser des pleurs.

(3) On peut penser que le poids de la misère ne contribua pas peu à aigrir et à

17

Nous n'avons dû parler ici que de cette orgueilleuse et vaniteuse ambition que nous mettons au nombre des passions nuisibles à la société et à ceux qui l'éprouvent : nous ne devions point nous occuper de cette noble ambition qui, loin d'être un vice, est une vertu ; de ce généreux élan de l'âme qui nous enflamme du désir de surpasser les autres par notre mérite et par nos talens : cette passion n'est point celle qui conduit aux maladies de l'esprit.

Désir immodéré des richesses ; avarice (1). L'insatiabilité des richesses et l'avarice, portent quelquefois à la raison de funestes atteintes. Voyez cet opulent travaillé de la soif des biens, il n'a pas un instant de repos ; il s'agite sans cesse ; il déploie tous les ressorts de l'intrigue, de la ruse et de la fourberie, pour accroître sa fortune : il a beau amasser, il n'est jamais satisfait ; tout l'or du Potose lui suffirait à peine :

> . . . . *Multa petentibus*
> *Desunt multa.* . . . .
>   (HORACE.)

---

attrister le caractère de ces deux infortunés. L'accent douloureux avec lequel Gilbert parle de son indigence, dans *le Poëte malheureux*, prouve assez combien il en était affecté.

> C'en est donc fait : déjà la perfide espérance
> Laisse de mes longs jours vaciller le flambeau ;
> A peine il luit encore, et la pâle indigence
> M'entr'ouvre lentement les portes du tombeau.

(1) Le désir immodéré des richesses et l'avarice, sont deux passions qui diffèrent entre elles, en ce que ceux qui sont possédés de la première ne s'appliquent sans relâche à augmenter leur fortune que pour paraître avec plus d'éclat ; souvent même ils sont prodigues envers eux, mais envers eux seulement, de ce qu'ils amassent avec tant de peine ; tandis que l'avare entasse trésors sur trésors pour le misérable plaisir de les contempler sans s'en permettre l'usage.

Le désir insatiable des richesses engendre souvent la fureur du jeu, autre passion pire que celle qui lui a donné naissance, et dont les malheureux effets viennent chaque jour frapper nos oreilles. L'avare n'expose pas ainsi son or aux caprices du hasard.

Les soucis dont il est toujours environné altèrent son physique et son moral, et un petit revers suffit pour aliéner tout-à-fait son esprit.

Mais que l'avare est bien plus à plaindre encore ! Il possède des richesses, et se laisse miner par l'indigence : la garde de son or ne lui laisse de repos ni le jour ni la nuit, et le fait vivre dans de perpétuelles alarmes. Si un chétif sommeil vient un instant appesantir ses paupières, il est aussitôt assailli par des songes affreux qui le mettent aux prises avec les ravisseurs de son trésor. Sa misérable existence n'est qu'un long tissu de perplexités et de terreurs. Il n'est pas un instant sans appréhender que ses avides héritiers ne forment quelque complot contre ses jours : ses frayeurs augmentent; et la peur de perdre son trésor et la vie lui fait perdre entièrement la raison. Dans son délire, ce vil mortel croit toujours voir des poignards dressés contre son sein, ou le poison mêlé à tous ses alimens et à toutes ses boissons; aussi n'ose-t-il ni boire ni manger, et se laisse-t-il périr de soif et de faim, de peur de mourir empoisonné.

Nous n'avons point l'intention de passer en revue toutes les passions : il nous suffit d'avoir jeté quelques considérations sur celles qui ont le plus d'influence sur le dérangement de la raison, et d'avoir montré, autant qu'il est en nous, qu'elles sont la source principale des maladies de notre esprit (1). Et d'ailleurs, les passions, quand elles sont portées à l'excès, sont-elles autre chose que de vraies maladies mentales passagères ? « De violentes passions avec des inter-« valles, dit Buffon, sont des accès de folie, des maladies de l'âme « d'autant plus dangereuses qu'elles sont plus longues et plus fré-« quentes. »

---

(1) Si certaines périodes de la vie, un sexe plutôt que l'autre, certains tempéramens, les saisons, les climats, ont une influence particulière sur le développement de la mélancolie, de la mélancolie de telle ou telle nature, ou de toute autre maladie mentale, n'est-ce pas, dans le plus grand nombre des cas, par l'entremise des passions que ces divers états, ces diverses circonstances font naître, développent, modifient ?

Affections passives de l'âme (1).

Les *affections de l'âme* que nous appelons *passives* ne sont que les effets simples et immédiats de nos sensations.

Parmi les affections passives de l'âme, les unes n'ont qu'une existence instantanée, et sont le résultat d'une sensation dont la cause est alors présente; les autres ont une durée chronique, et ne sont produites et entretenues que par le souvenir d'anciennes sensations.

Les premières, telles qu'une grande peur, une douleur morale vive et subite, un violent accès de colère, une joie excessive, etc., sont des causes puissantes du dérangement de la raison.

Ainsi la frayeur, l'effroi que cause l'invasion de son pays par l'ennemi, l'incendie de sa propre maison, la chute de la foudre tout près de soi, etc., etc., ont quelquefois fait naître le délire.

Zimmermann, déjà si disposé à la mélancolie, craignant que les armées françaises n'envahissent l'électorat de Hanovre, qu'il habitait, tomba dans une espèce de délire, où il voyait toujours l'ennemi dévastant sa maison.

On sait que Pascal, ayant été sur le point d'être précipité dans la Seine avec sa voiture, dont les deux chevaux du premier attelage avaient pris le mors aux dents, fut tellement frappé de frayeur, que, depuis ce moment, il ne cessa de voir devant lui un précipice toujours prêt à l'engloutir.

Zimmermann rapporte qu'une jeune fille perdit l'esprit sans retour pour avoir vu son amant dans les bras de sa mère.

On a vu la mélancolie avec fureur succéder à un violent accès de colère; et on a même observé, en général, que les personnes très-irascibles étaient, toutes choses égales, plus disposées que d'autres

(1) Voyez, à la note de la page 113, la différence que nous avons établie entre les *affections passives* et les *affections actives de l'âme*, ou *passions* proprement dites.

à cette forme de mélancolie, et peut-être plus encore à la manie : d'ailleurs la colère elle-même n'est autre chose qu'un délire furieux passager. *Ira furor brevis est*, a dit Horace.

Certes, la peinture énergique et frappante que Sénèque fait de la colère, dans son chapitre *de Irâ,* adressé à son fils *Novatus,* n'est pas moins celle d'un homme insensé en proie à un impétueux mouvement de fureur (1).

Les affections agréables de l'âme, quand elles sont vives et soudaines, peuvent aussi porter atteinte à l'intégrité des facultés mentales ; mais je ne sais si, comme on l'a dit, elles ont quelquefois produit un délire triste. On a bien pu s'en laisser imposer par quelques faits mal observés. Tel est le suivant, qui m'a été raconté par le docteur *Esquirol.*

Un jeune homme apprend la mort d'un riche parent dont il est héritier : sa famille l'envoie recueillir cet héritage dans un pays lointain ; il se met en route d'un air triste, et se suicide en chemin. On ne manqua pas d'attribuer le suicide de cet infortuné à une aliénation d'esprit produite par l'impression vive et inattendue qu'avait faite sur lui l'heureuse nouvelle de la brillante succession qui venait de lui échoir. Mais on découvrit, plus tard, que son chagrin et son désespoir étaient venus de la douleur qu'il eut de se voir forcé, par le voyage qu'il avait entrepris, de se séparer d'une maîtresse dont il était éperdûment amoureux.

Cette observation, et quelques autres qui nous sont connues, nous portent à nous défier de cette assertion, que les *passions gaies* peuvent donner lieu à un délire triste.

---

(1) D'après le sens dans lequel j'ai adopté le mot *passions*, je n'ai pas dû considérer la colère comme une passion. La colère n'est qu'un mouvement impétueux de l'âme, dont les éclats, quelquefois terribles, il est vrai, sont toujours indépendans du *libre arbitre* : c'est une sorte de convulsion physique et morale, qui paraît et disparaît presqu'au même instant, et ne laisse, le plus souvent, aucune trace de son existence le moment qui suit.

Il pourrait arriver cependant qu'un délire gai, produit par une cause morale analogue au délire, prît par la suite un caractère triste (1); alors même, l'affection agréable de l'âme ne serait encore que la cause très-indirecte du délire triste.

Quant à la thèse contraire, nous pouvons la soutenir; nous avons vu des délires gais produits par des affections pénibles de l'âme.

Une chose qui nous paraît digne de remarque, c'est que les affections soudaines de l'âme, qui, par leur excès d'énergie, dérangent le plus souvent l'harmonie des facultés mentales, ne sont pas celles qui portent le plus fréquemment à notre existence ces coups rapides et funestes qui l'anéantissent en un instant : ainsi l'on voit les sensations les plus terrifiantes borner leur action délétère au trouble de la raison, et très-rarement donner lieu à la mort subite ; tandis que les émotions agréables, vives et soudaines, moins capables d'enrayer les opérations de l'entendement, ont cependant, dans un bien plus grand nombre de cas, été fatales au principe de la vie (2).

---

(1) On observe très-souvent, dans les établissemens destinés aux aliénés, ces conversions de délire triste en délire gai, et *vice versâ*. Ces sortes de métaptoses sont périodiques ou non périodiques ; elles alternent à des époques plus ou moins éloignées, plus ou moins rapprochées, quelquefois même elles se succèdent alternativement de moment en moment.

(2) Le docte *Avicenne* est allé un peu trop loin, en disant qu'on ne meurt pas de la colère : les faits déposent contre lui. Il n'est point d'accord non plus avec les historiens, ni avec l'observation journalière, lorsqu'il considère la joie et la crainte comme également funestes à l'homme (*) ; car les exemples de mort subite par les effets de la joie sont beaucoup moins rares que ceux par crainte, par terreur, etc. Il est vrai que l'on peut douter de l'exactitude des premiers, tant les hommes, de tout temps amis du *merveilleux*, se sont plu à faire dépendre les événemens les plus ordinaires des causes les plus extraordinaires, ou même prétendues *surnaturelles*.

On connaît aussi des exemples de mort subite par excès de plaisir physique :

(*) *Ab irâ nemo interiit, ..., ex gaudio tamen ingenti, nonnulli pusillanimes perierunt, æquè atque ex timore.* (Divini Avicennæ Lib. 1. *De universalibus medicæ scientiæ canonibus. Scholium in cap.* 14, *de animi Pathematis*, p. 172 bis.)

Les autres affections passives de l'âme, telles que la tristesse, les chagrins, la crainte prolongée, qui diffèrent des précédentes en ce qu'elles ont, comme nous l'avons déjà dit, une durée chronique ; qu'elles ne sont produites et entretenues que par le souvenir d'anciennes sensations, ces affections, pour agir plus lentement, n'en ont pas des résultats moins malheureux. « Une douleur lente, dit *Zim- « mermann*, est un vrai désespoir secret qui tient l'âme encore « moins libre que Prométhée sur le Caucase. » Elles affaiblissent par degrés les ressorts de notre esprit, et finissent assez souvent par nous jeter dans un vrai délire.

Combien de victimes échappées aux fureurs révolutionnaires de la fin du dernier siècle perdirent la raison sous l'influence funeste des chagrins amers auxquels elles devinrent en proie, après avoir vu périr dans l'exil, les cachots ou sur l'échafaud, les personnes qui leur étaient les plus chères, et s'être vues elles-mêmes dépouillées de leur fortune, de leurs honneurs et de leur considération !

La crainte, soit qu'elle ait sa source dans des choses réelles, ou qu'elle soit produite par des chimères, est une des causes les plus énergiques et les plus fréquentes de la mélancolie : ce que nous en avons dit jusqu'alors doit en avoir assez convaincu.

Mais parmi les formes infiniment multipliées de mélancolie, dont le délire exclusif est la crainte, il en est une très-remarquable par l'opposition qui existe entre la cause et l'effet ; je veux parler de cette singulière mélancolie caractérisée par la crainte de la mort et l'impulsion au suicide.

On a peine à croire que la crainte de la mort puisse conduire au désir de la mort : ces deux affections de l'âme si contraires, et

---

Pline le naturaliste en cite quelques-uns. *Cornelius Gallus Prætorius, et A. Haterius eques romanus in venere obiére. Et quos nostra adnotavit œtas, duo equestris ordinis in eodem pantomimo mythico tùm formâ præcellente.* (Caiv Plinii secundi *Histor. nat.*, lib. 7, cap. 53.)

qni semblent s'exclure mutuellement , existent cependant quelquefois simultanément.

Et sæpè usque adeò , mortis formidine , vitæ
Percipit humanos odium lucisque videndæ
Ut sibi consciscant mœrenti pectore lethum :
Obliti fontem curarum hunc esse timorem ;

. . . .

(TITI LUCRETI CARI *de Naturâ rerum* , lib. 3.)

Labruyère , qui a si bien étudié le cœur de l'homme , nous rend
raison d'une si bizarre alliance de sentimens : « La mort , dit-il , n'ar-
« rive qu'une fois , et se fait sentir à tous les instans de la vie ; il est
« plus dur de l'appréhender que de la souffrir. »

C'est le matérialisme qui nous donne cette horreur de la mort et ce
mépris de la vie qui conduisent au suicide (1). L'idée d'un néant éternel,
et d'être à jamais séparé de ce qu'on a de plus cher , est l'idée la plus
terrible et la plus décourageante : on veut s'en affranchir. « Puisqu'il
« faut retourner au néant , dit le matérialiste , hâtons-nous , en lui
« rendant sa chétive proie , de nous ôter de devant les yeux cette triste
« perspective. » Heureux celui qui espère ! *l'espérance , comme*
le dit LA ROCHEFOUCAULT , *toute trompeuse qu'elle est , sert au moins*
à nous mener à la fin de la vie par un chemin agréable. (Réflex.
morales , 168.)

_____

(1) Ce mépris de la vie , qui , à la vérité , est rarement porté jusquà une impulsion bien determinée au suicide , s'observe de nos jours chez un grand nombre
de jeunes gens imbus du matérialisme , surtout chez ceux qui se livrent d'une
manière particulière à l'étude de la métaphysique.

Le fils d'un académicien de cette capitale , qui déjà marchait sur les traces de
son père , célèbre aujourd'hui dans les sciences physiques , fatigué de voir devant
ses yeux le néant éternel où son être tout entier devait tôt ou tard aller se con-
fondre sans retour , se délivra de cette affligeante image en s'endormant paisible-
ment et pour toujours au milieu des influences mortelles du gaz acide-carbo-
nique que dégageaient autour de lui quatre fourneaux embrasés.

La crainte des *supplices de l'enfer* devient , quand elle est portée à son plus haut degré, la cause d'une mélancolie fort analogue à la précédente. Les malheureux tourmentés par cette crainte, ne pouvant supporter l'idée d'un *avenir* aussi terrible, préfèrent la mort plutôt que de vivre au milieu de telles alarmes, et se suicident. Ces infortunés ne voient pas que , d'après leur croyance, ils ne font qu'assurer et avancer les châtimens qu'ils redoutent. Les angoisses du moment , dont ils ont la mesure, puisqu'ils les éprouvent, leurs paraissent plus insupportables que les souffrances de *l'autre vie*, qui ne sont encore que dans leur imagination. On peut dire alors que la douleur de la crainte l'emporte sur la crainte de la douleur. « Comment , disait un « jour le docteur *Esquirol* à un jeune homme , vous craignez d'être « damné , et vous voulez, en vous tuant , hâter le moment du sup- « plice éternel dont la crainte fait votre désespoir. » Ce simple rai- sonnement, ajoute l'auteur, ne pouvait entrer dans sa tête.

Contention d'esprit.

Faut-il que nous soyons forcés de ranger au nombre des causes des maladies de l'esprit le génie , la culture des belles-lettres et de la philosophie !

Il n'est que trop vrai cependant que les hommes qui exercent trop leur esprit ou leur imagination sont très-exposés à la déprava- tion des facultés mentales. L'auteur immortel *de l'Inégalité des con- ditions* ne s'est donc pas tant éloigné de la vérité, lorsque, dans son style hyperbolique, il dit : « J'ose presque assurer que l'état de ré- « flexion est un état contre nature , et que l'homme qui médite est « un animal dépravé. » Combien de poëtes, de philosophes , de scru- tateurs de la nature , ont été jetés hors du sentier de la raison pour avoir voulu élever leur vol trop haut , ou plonger trop avant dans les profondeurs nébuleuses de l'obscure métaphysique ! « Triste con- dition de l'homme , qui ne peut faire un pas pour atteindre à la perfection de sentiment sans s'avancer vers la mort, et qui ne peut tendre au sublime sans s'approcher de la folie » (1).

Cette remarque n'avait point échappé aux philosophes de l'antiquité, puisque Aristote, dans un de ses problèmes, demande pourquoi les hommes qui s'étaient illustrés, soit dans l'étude de la philosophie, soit dans le gouvernement de la république, soit dans la poésie, soit dans les beaux-arts, ont tous été mélancoliques (2).

Religions.

Tout ce que les fastes de la littérature, depuis la plus haute antiquité jusqu'à nos jours, nous ont transmis touchant les diverses religions du globe, nous montre que, dans tous les temps et dans tous les lieux, tous les cultes et toutes les sectes religieuses ont été les principales sources des dérangemens de la raison humaine.

---

(1) *Lecamus*, Médecine de l'esprit.

Les grands travaux de l'esprit produisent chez les hommes de génie deux états de l'intelligence fort différens, et qui engendrent chacun un genre d'aliénation d'un caractère tout opposé : tantôt ils font naître un enthousiasme exagéré qui donne lieu à un véritable délire de l'imagination avec exaltation des idées; tantôt ils sont suivis d'un affaiblissement, d'un épuisement des facultés intellectuelles, d'où résultent des affections hypocondriaques et mélancoliques. C'est ce que confirme le passage suivant de BOERHAAVE : *Grata illa fertilis imaginatio facit summos artifices insanire, nisi potando, et saltando animum iterùm divertant ; sed si sui operi nimiùm insistant, in malo hypochondriaco et melancholico ruunt.* (*Prælectiones academicæ, de morbis nervosis : de morbis ex imaginatione.*)

(2) « Cur homines qui ingenio claruerunt vel in studiis philosophiæ, vel in republicâ administrandâ, vel in carmine pangendo, vel in artibus exercendis, melancholicos omnes fuisse videamus ? » (ARISTOTELIS *opera*, t. 4, *problematum* sectio 30, p. 1639, *edente* DUVAL.)

Cicéron et Sénèque d'accord sur ce point avec le philosophe péripatéticien, ont dit, celui-là, dans le 1.er livre de ses *Tusculanes : Omnes ingeniosos melancholicos esse;* celui-ci dans le livre de *Tranquillitate animi : Nullum magnum ingenium sine mixturâ dementiæ fuit.*

Quelques-unes de ces religions, par la rigueur et l'austérité de leurs règles, par leur vie toute ascétique et toute contemplative, disposent plus particulièrement à la mélancolie ; telles sont le *métho-disme* et le *kuakérisme* si connus en Angleterre, et qui, chaque année, envoient à *Bedlam* (1) et à *la Retraite* (2) un si grand nombre d'aliénés, et surtout de mélancoliques.

Le *molinisme* ou *quiétisme*, secte autrefois célèbre à cause du nom d'un de ses fauteurs, l'illustre et respectable Fénélon, avait aussi des principes très-favorables au développement de la mélancolie.

Les *ascétiques* ou *contemplatifs*, qui forment une caste particulière de moines grecs ; certains ordres religieux du mahométisme, tels que les *kandézadélites*, les *édhémites*, etc. (3) ; les adorateurs de

---

(1) *Bedlam* ou *Bethlem*, vaste et bel hôpital de Londres, destiné au traitement des maladies mentales.

Aucune source ne fournit plus d'aliénés à cet hôpital que le *méthodisme*. Telle est la fureur fanatique des partisans de cette secte, qu'un prédicateur méthodiste disait un jour à sa congrégation : « On répand le bruit que je fais devenir fous les frères qui m'écoutent : Eh ! ne vaut-il pas mieux envoyer dix mille de nos frères à Bedlam que d'envoyer une seule âme en enfer ? » (Extrait des mémoires de Lackington, inséré dans l'histoire des sectes religieuses, par M. Grégoire, de l'Institut.)

Les méthodistes américains sont plus fous encore que les précédens. « Leur délire a pris des accroissemens tels, dit le savant académicien précité, que Bedlam, Saint-Luc et Charenton, pourraient être comparativement des asiles du bon sens. »

(2) *La Retraite*, hôpital fondé dans l'Yorck-Hire par les kuakers, pour le traitement des milliers de fous, et surtout de mélancoliques que leur secte produit.

(3) *Prospère Alpin* rapporte qu'il existe en Égypte un grand nombre d'ermites mahométans qui se condamnent aux plus rigoureuses austérités, et vivent dans une profonde mélancolie. « Innumeri ii (melancholici) propemodùm exis-
« tunt, qui vitam agere omninò à peccatis immunem profitentur, sanctitatemque
« habere existimantur ; atque vivunt in locis asperis Deo servientes, moreque
« eremitarum. Hique in summo honore apud omnes mahometis asseclas ha-
« bentur. Divitias spernunt, et mundi voluptates ac commoda fugiunt, ab

Vichenou et de *Chiven*, vivent presque tous dans une mélancolie continuelle, et finissent souvent par tomber dans le délire le plus complet.

Faut-il s'étonner que toutes ces sectes soient des pépinières de fous, puisque la plupart de leurs chefs étaient eux-mêmes des hommes dont la raison n'était rien moins qu'intacte (1)?

Le *catholicisme*, dont les vrais principes sont si nécessaires au bonheur des peuples, n'est pas exempt des reproches adressés aux autres religions : ses inconvéniens cependant eussent été bien faibles en comparaison de ses bienfaits, si sa doctrine, corrompue par les passions des hommes, n'eut donné lieu aux plus funestes abus.

Il n'est pas de mon objet de parler des maux que ce faux catholi-

---

« horrentes vitam inhonestam, celibemque amplexantes. Humanissimè cum
« omnibus cujusvis religionis se gerunt, errores omnes acriter accusantes,
« mundumque homini esse miseriam prædicant. Mœsti semper existunt, à Deo
« multa supplicia ob mortalium flagitia expectantes. Habent corpora nigra,
« squalida, gracillima mumiarum arefactis corporibus omninò similia. Quæ
« melancholica existunt, consumpto colore naturali ob immodicum ambientis
« aeris calorem, et tenuissimum victum, assiduas vigilias ac labores multos. »
(PROSP. ALPINI *de medicinâ Ægyptiorum : de morb. ægyptiis familiaribus, deque ipsorum causis*, lib. 1, cap. 14. Lugduni-Batavorum, 1745.)

(1) Mahomet, cet habile imposteur qui donna des lois à toute l'Arabie, et fit recevoir l'*islamisme* sur la moitié du globe, n'en est pas moins regardé, suivant les nombreux auteurs de sa vie, comme ayant été sujet à certaine affection nerveuse, qui altérait sa raison par intervalles et le rendait mélancolique.

Fox, chef des kuakers, et qui, dans le principe, n'était qu'un cordonnier, montra dès son enfance le caractère mélancolique le plus décidé. Il se croyait inspiré et tourmenté par le diable : « Quærebatur Foxus se sine ullâ intermissione
« maximis angoribus et tentationibus Satanæ cruciari penè ad desperationem, ut
« interdùm vitæ mortem præferret. » (*Croesius*, Histor. kuak.)

Molinos, moiné espagnol, est aussi dépeint comme un homme d'un caractère mélancolique.

Le fougueux Luther se disait inspiré, et en communication avec le diable.

cisme a produits en promenant les guerres et les massacres sur presque tous les points du globe ; en anéantissant des nations entières par le fer et par le feu ; en en asservissant d'autres sous le joug hon-teux de l'esclavage (1) :

Tantùm relligio potuit suadere malorum ! (2)

Je veux seulement montrer combien il a été fatal à l'esprit humain en repandant, par ses ambitieux ministres, l'ignorance et la super-stition sur toutes les contrées soumises à son influence.

N'est-ce pas l'ignorance et la superstition qui ont fait déserter les cités et fuir les sociétés pour changer les solitudes en des pépinières d'inspirés, de visionnaires, de mélancoliques, enfin, d'insensés de toute espèce ?

N'est-ce pas l'ignorance et la superstition qui peuplèrent le monde de *démons* et de *possédés* ; inventèrent les exorcismes ; allumèrent des buchers pour brûler de pauvres malades qu'il ne fallait qu'en-voyer aux *Petites-Maisons* ?

N'est-ce pas dans les siècles d'ignorance et de superstition, époques où le catholicisme jouissait de la plus grande influence, que l'on vit des milliers d'individus dominés par les préjugés et les terreurs reli-gieux, s'abandonner aux extravagances les plus flétrissantes pour la raison ?

N'est-ce pas alors que les *illuminés,* les *prophètes,* les *convulsion-*

(1) La destruction des habitans du Pérou et du vaste empire du Mexique ; les croisades meurtrières de la Palestine, du Languedoc, etc. ; les massacres de la saint Barthélemi ; les horribles *auto-da-fé* de l'inquisition, etc., etc... «Voilà,... races « *saintes* et *fidèles* quels sont vos ouvrages ! voilà les fruits de votre piété !.... « Dieu veut-il pour hymnes des gémissemens, des homicides pour adorateurs, « pour temple un monde désert et ravagé ? » (Les Ruines, par Volney.)

(2) Le mot *relligio* de ce vers, qui termine la belle apostrophe de Lucrèce à Vénus et à Memmius, doit s'entendre de la fausse religion ou de la super-stition.

naires, etc., s'étendirent dans presque toutes les parties de l'Europe ; envahirent plusieurs contrées de l'Allemagne, de la Suisse, de l'Italie, de la France (le Dauphiné, le Vivarais, les Cévennes), et vinrent enfin jouer leur dernière scène dans cette capitale, la première du monde pour les lumières et la civilisation (1) ?

Si on vit autrefois tant de prétendus *possédés*, c'est encore parce que l'ignorance et la superstition faisaient jouer sur la terre un si grand rôle aux *démons*, que les esprits faibles, frappés de la crainte de tomber en leur pouvoir, finissaient par prendre leurs paniques terreurs pour des réalités, et se croire au pouvoir du *malin esprit*.

Ce qui augmentait encore le nombre des démoniaques, est l'antique superstition qui faisait donner une origine *surnaturelle* a beaucoup de maladies nerveuses, telles que l'épilepsie, l'hystérie, la

---

(1) C'est en 1737, à Paris, que se ranima pour quelque temps la secte des *prophètes* et des *convulsionnaires*, à l'occasion de la mort du diacre Paris, réputé *saint* par le parti janséniste, et enterré dans le cimetière Saint-Médard.

On se rendait en foule dans ce cimetière ; on se prosternait sur la tombe du prétendu *saint;* on baisait la terre ; on implorait son intercession pour la guérison des maladies; on tombait dans des convulsions, ce qui était un signe de la faveur du *bienheureux* Paris ; puis guérison et don de *prophétie*, tel était l'heureux résultat de ce petit pélerinage. Mais dès qu'on eut éloigné la tourbe ignorante et fanatique du tombeau du pieux janséniste ; qu'on eut fermé les portes du cimetière, les miracles cessèrent, et on ne vit plus ni *convulsionnaires* ni *prophètes*.

Qui aurait cru que dans le dix-neuvième siècle, l'*illuminisme* et le *prophétisme* eussent encore fait tant de dupes, même parmi les personnes éclairées ? c'est pourtant ce qui est arrivé tout récemment. Déjà les *Martin* et les *Krudner*, personnages trop fameux, s'étaient fait un grand nombre de croyans ; déjà erraient les *illuminés* et les *prophètes;* déjà plusieurs établissemens publics et particuliers de Paris en renfermaient ; et je ne doute pas que, seulement quarante ans plus tôt, de nouvelles légions d'inspirés n'eussent infecté plusieurs contrées de l'Europe.

catalepsie, l'extase, certaines formes de l'hypocondrie, de la mélancolie, etc. (1).

Les hommes judicieux, que le bandeau des préjugés n'aveugle
point, qui ne marchent à la recherche de la vérité que précédés du
flambeau de la raison, ces hommes, savent ce qu'il faut penser du
surnaturel et du *merveilleux*, et conviennent sans peine, avec *Hippocrate*, qu'il n'y a pas de maladies plus divines ou plus humaines les
unes que les autres ; que toutes se forment selon les lois de la nature,
et qu'il n'en est aucune qui ne doive son origine à des causes naturelles. (*Voyez* le Traité des airs, des eaux et des lieux d'*Hippocrate*,
ch. 6, pag. 101, §. 107. Version du docteur *Coray*, 2 vol. in-8°.
Paris, an 9.)

Quant à ceux qu'un honteux asservissement aux superstitions et
aux traditions, quelque absurdes qu'elles soient, empêche de faire
usage de leur raison, leur maladie est incurable ; il serait plus aisé
de remplir le tonneau des *Danaïdes* que de les guérir.

« Sous l'empire de la superstition, dit *Zimmermann*, les parti-
« sans des opinions les plus absurdes peuvent élever leur tête stupide
« en dépit de la vérité. Dès qu'on croit possible tout ce qui est sur-
« naturel et merveilleux, on croit tout ce qui est contraire à la
« nature » (2).

Grâces aux progrès des sciences, la superstition et le fanatisme, ce
double monstre engendré par l'ignorance, diminuant de jour en jour,
on voit maintenant beaucoup moins d'aliénés par frayeur des *démons*

---

(1) La doctrine du *surnaturel* et du *merveilleux*, dans certaines maladies,
n'est pas encore éteinte aujourd'hui, même dans les têtes des hommes distingués
par leurs talens ; c'est ainsi que l'année dernière, j'ai entendu un membre de la
classe des sciences physiques et mathématiques de l'Institut soutenir en pleine
académie cette absurde doctrine, qui, il est vrai, excita les murmures de tous
les académiciens alors présens.

(2) Traité de l'expérience, etc., t. 1', 1.re édit., p. 229 ; et 2.e édit., p. 196.

et de *l'enfer*, que dans les siècles passés. Ne nous flattons pas cependant que ces honteuses taches de l'esprit humain disparaissent entièrement : les religions devant durer autant que le monde, la superstition et le fanatisme, leurs compagnes inséparables, vivront toujours : tant il est vrai que, comme l'a dit J. J. Rousseau , « tout « dégénère entre les mains de l'homme. »

C'est dans les pays méridionaux que la superstition , le fanatisme, et tous les maux qu'ils entraînent, ont été et sont encore principalement observés ; tandis qu'en s'avançant vers les régions polaires, on remarque le contraire. En effet , qu'y a-t-il de plus superstitieux et de plus fanatique qu'un Indien , un Portugais , un Espagnol ? de plus indifférent, de plus apathique qu'un Groenlandais , un Lapon , un Samoïède ?

Mais quel que soit le climat, partout où il existera des hommes superstitieux , fanatiques, imposteurs, qui se feront un devoir d'épouvanter l'esprit des pauvres humains par mille peintures effrayantes, partout on trouvera des têtes faibles et mal organisées, se laissant dominer par ces ridicules rêveries , perdre leur raison , par la crainte de ne pouvoir sauver leur âme.

Nous pourrions , dans l'histoire des cultes religieux dont nous venons de parler, en puiser un grand nombre d'exemples ; il nous serait facile de montrer combien la lecture de certains livres ascétiques , les déclamations désolantes de prédicateurs fougueux, stimulés par un zèle hypocrite, ou par une brûlante atrabile , combien tous ces levains de la folie firent de victimes. J'ai déjà cité plusieurs faits de ce genre dans cette monographie. (*Voyez* pages 25 et 59.) En voici un autre fort remarquable.

Un prédicateur sévère venait de faire un sermon sur le danger d'une mort imprévue : un soldat qui y assistait, effrayé par la crainte d'une telle mort, qui devait entraîner sa damnation éternelle , imagine un moyen de se soustraire à un pareil danger : à peine est-il sorti de l'église qu'il tue une fille. « Malheureux, lui dit-on , qui t'a « fait commettre ce crime ? Le désir du paradis, répond-il. Ce

« meurtre me conduit à la prison, de la prison à l'échafaud, de
« l'échafaud au ciel » (1).

Musique.

Depuis la plus haute antiquité jusqu'à nos jours, on n'a cessé de
se convaincre de l'influence de la musique sur le caractère, les
mœurs et les passions des hommes.

La musique, dans son origine, fut un des instrumens de la politique des princes, des législateurs, pour policer les peuples barbares (2). Mais peu à peu perfectionnée et devenue un objet d'en-

---

(1) Ce fait, rapporté par Helvetius (De l'Homme, etc.; sect. 7, chap. 4), arriva
en Prusse, sous le grand Frédéric, qui, en ayant été instruit, fit défense aux
ministres de prêcher à l'avenir de tels sermons, et même d'accompagner les cri-
minels au supplice.

(2)Les anciens Grecs surtout l'estimèrent beaucoup; ils la regardèrent même comme
une partie essentielle de l'éducation de la jeunesse, et, dans leurs institutions sociales,lui accordèrent une des places les plus distinguées. Platon (liv. 4 des lois) dit
que les préfectures de la musique sont les plus importans emplois de la cité. Po-
lybe (Historiarum lib. 4, p. 460 ad 463, in-8°. Lipsiæ, 1764) paraît si convaincu de la puissance de la musique sur les mœurs des hommes, qu'il n'hésite
pas à attribuer à la culture de cette science la douceur des mœurs de certains
peuples de l'Arcadie; tandis que les autres, qui ne faisaient aucun cas de son
étude, étaient détestés de toute la Grèce pour leur barbarie et leur férocité.

Si la musique a beaucoup déchu parmi nous du degré de splendeur auquel
elle était élevée chez plusieurs nations anciennes, c'est sans doute parce que, la
civilisation et les lumières étant plus généralement répandues aujourd'hui, elle est
moins nécessaire à l'urbanisation des peuples. Si elle a moins d'empire sur
l'homme, si ses prodiges racontés par les historiens et chantés par les poëtes se
renouvellent moins fréquemment de nos jours, c'est que les artites dramati-
ques, en réduisant cette science en calcul, en compliquant leur orchestre, semblent s'être appliqués plutôt à étonner notre esprit qu'à émouvoir notre âme, et
que les progrès de la musique moderne dans l'harmonie, presque entièrement
ignorée des anciens, paraissent avoir eu lieu aux dépens de la mélodie, dans laquelle ces derniers excellaient si fort.

thousiasme, elle outre-passa le but qu'on s'était proposé ; et, après
avoir puissamment contribué à adoucir et à civiliser les peuples, elle
les jeta dans la mollesse ; ce qui provoqua des lois qui, en en réglant
le mode et l'usage, s'opposèrent pendant quelque temps aux progrès
de la corruption des mœurs (1).

Des cinq modes principaux dont était composée la musique des
anciens, savoir : le *dorien*, le *phrygien*, le *lydien*, l'*ionien* et
l'*éolien*, le lydien était si touchant, et peignait si bien la douleur,
qu'il jetait tout à coup dans une sorte de mélancolie, et arrachait
des larmes même aux plus féroces.

La musique, quoique moins puissante aujourd'hui sur l'esprit
des hommes qu'aux époques de la haute antiquité, nous a donné
et nous donne encore de temps en temps des preuves très-frappantes
du pouvoir de son influence. Qui n'a entendu parler de cet air rus-
tique, le *ranz des vaches*, que les bons Helvétiens des derniers
siècles jouaient sur la *corne-muse*, et qui produisait sur eux un effet
si puissant, que, lorsque les soldats suisses au service de la France
entendaient cet air favori qui leur rappelait leur chère patrie, ils
abandonnaient incontinent leurs armes, leurs drapeaux, volaient
rejoindre leurs montagnes, le toit antique de leurs pères, ou, s'ils
ne le pouvaient, tombaient dans la mélancolie nostalgique, qui les
entraînait rapidement au tombeau (2).

---

(1) Les Lacédémoniens chassèrent de Sparte Timothée, le plus fameux mu-
sicien de la Grèce, pour avoir ajouté de nouvelles cordes à la lyre, parce que
ce changement, en rendant cet instrument plus mélodieux, plus attendrissant,
plus voluptueux, parut porter une atteinte aux mœurs.

François I.er, ayant envoyé à Soliman II plusieurs musiciens habiles pour sa
cour, ce prince ne tarda pas à les lui renvoyer après avoir brisé leurs instrumens,
s'étant aperçu qu'ils amollissaient le caractère de ses officiers, qui prenaient
beaucoup de goût pour la musique.

(2) Quand loin de ses foyers, par la guerre entraîné,
A regretter ses monts par l'exil condamné,

L'enthousiasme musical, qui depuis quelques années règne en France, et dont presque toutes les têtes sont éprises, ne doit pas peu contribuer au développement des affections dites *vaporeuses*, si communes de nos jours, et à la mélancolie, qui en est souvent la suite.

C'est peut-être aux effets énervans de la musique qu'on doit attribuer la mort déplorable qui priva le célèbre Grétry de trois filles charmantes qu'il possédait, toutes trois fort adonnées à cet art dès leur enfance, et qui succombèrent, à la fleur de leur âge, à une maladie de langueur accompagnée de la plus douce, de la plus tendre mélancolie (1).

Certains airs sont plus propres que d'autres à faire naître en nous les passions tristes et le penchant à la mélancolie; tels sont les airs graves, monotones, plaintifs, voluptueux. Les instrumens musicaux qui se prêtent le mieux à la production de ces airs mélancoliques sont le violon et la flûte; mais surtout la harpe-d'Éole (2) et l'*harmonica*, qui sont les instrumens mélancoliques par excellence. C'est

---

> Le hasard réveillait dans son âme attendrie
> Ce refrain si puissant, ce chant de sa patrie,
> Soudain de la revoir l'impatient désir
> Le faisait délirer, déserter ou mourir.
>
> (Discours en vers sur le chant et la mélodie, prononcé par M. Delacha-beaussière, à l'ouverture du concert annuel de la Société académique des enfans d'Apollon, où j'assistai le 27 mai 1813.)

(1) Voyez, dans les essais de musique de ce savant compositeur, les détails douloureux de ces trois morts prématurées.

(2) Je n'ai jamais ni vu ni entendu la harpe-d'Eole, qui est très-peu connue en France, mais un jeune médecin des armées prusiennes m'a beaucoup vanté sa mélodie enchanteresse, et m'a dit qu'à Berlin cet instrument faisait les délices des sociétés, et attendrissait au point que les personnes un peu sensibles ne pouvaient retenir leurs larmes. *Masson-Cox* en a donné une description, qui se trouve consignée dans l'extrait de son ouvrage sur l'aliénation mentale, insérée dans la Bibl. britan., 11.ᵉ année 1806, t. 31, p. 145. Cet auteur en parle aussi avec enthousiasme.

ce dernier que le trop fameux *Mesmer* employait dans ses scènes scandaleuses pour seconder l'effet de ses jongleries, et produire sur l'imagination des jeunes adeptes de l'un et de l'autre sexe qui se rendaient en foule chez lui ces extases voluptueuses, cet abandon mélancolique si délicieux pour les amans, et que cet imposteur attribuait à la puissance de son prétendu fluide magnétique.

Gouvernemens.

Quels sont les gouvernemens qui favorisent le plus le développement de la mélancolie?

Telle est la question par laquelle je terminerai l'exposition des causes de cette maladie.

Les passions étant les principales sources du dérangement de la raison, il s'ensuit que plus elles seront favorisées par la constitution du gouvernement, plus elles se multiplieront, plus elles acquerront d'énergie, et plus elles seront exposées, par les obstacles et les revers qui viennent si souvent les contrarier, à dégénérer en une véritable maladie de l'âme.

Ainsi les gouvernemens libéraux, ceux qui résultent de l'heureux mélange de la constitution démocratique, aristocratique et monarchique, se prêtant le plus au développement des passions, sont les gouvernemens qui font naître le plus grand nombre d'aliénations mentales, de mélancolies. Tel est le sort de l'homme, qu'il ne peut tendre au bonheur sans s'avancer en même temps vers le malheur.

Le pire des gouvernemens, le gouvernement despotique, est, faible compensation des maux qu'il produit, celui où l'on voit le moins d'aliénés. L'homme, à force de porter le joug, s'habitue à son état de servitude : sans émulation, sans ambition, il parcourt sans cesse le même cercle; et sa monotone et chétive existence a le triste privilége d'être peu accessible à ces agitations morales qui engendrent si souvent la mélancolie. Cependant les affections oppressives de l'âme auxquelles il est continuellement en proie, quoique s'affaiblis-

sant par l'habitude et la continuité, ne le garantissent pas entièrement de cette maladie : c'est même de toutes les maladies mentales
celle à laquelle il est plus enclin.

Je ne pousserai pas plus loin ces considérations, qui d'ailleurs
ne peuvent recevoir un grand développement dans un cadre aussi
étroit, et séparées de leur tout, c'est-à-dire, des considérations générales sur l'influence des gouvernemens, des mœurs, des états, sur l'intelligence et le moral de l'homme, et sur les diverses maladies de son
esprit : ce sujet, un des plus importans de la médecine philosophique, serait trop disproportionné avec la nature de ce petit traité
et avec mes propres forces :

Non cuivis homini contingit adire Corinthum.
(Horat., lib. I, epist. 17.)

Nous avons passé en revue les principales causes de la mélancolie,
mais cependant nous sommes forcés d'avouer que, dans bien des cas,
il est fort difficile et même impossible de dire par quelle ou quelles
d'entre elles a été produit le délire, tant ont été nombreuses et puissantes les influences qui ont précédé son explosion. Une observation,
entre mille autres que nous pourrions rapporter, va nous servir
d'exemple.

C. Ch. naquit à Lyon d'une mère qui mourut, à quarante-huit ans,
d'un coup de couteau qu'elle se donna dans un accès de délire. A
cinq ans elle est mise dans une maison d'éducation, et couche avec
une de ses camarades, âgée de douze ans, qui l'instruit dans le per-
nicieux manége de la masturbation : dès-lors elle ne cesse de s'adon-
ner à ce vice avec une telle fureur, *ut nonnunquàm vicies et
ampliùs unâ nocte manu se pollueret.* A huit ans elle a déjà des
liaisons avec les hommes, et se prête à leurs débauches, sans cependant perdre sa virginité physique. A dix ans elle est déflorée, et la
première éruption menstruelle paraît peu de temps après. Dès-lors
elle ne cesse d'avoir des amans, toutes personnes les plus mar-
quantes de la ville de Lyon par leurs charges ou leur fortune, et

mène une vie très-heureuse, partagée entre les plaisirs de l'amour, la toilette, les spectacles, les festins, et mille autres agrémens. Elle passe ainsi dix années, continuant néanmoins à se masturber pour suppléer aux efforts de ses amans, toujours insuffisans pour assouvir son ardeur libidineuse. Nonobstant tant d'excès, elle conserve sa santé et sa beauté sans aucune altération. A vingt-un ans, époque du suicide de sa mère, elle est abandonnée de ses amans pour diverses raisons qu'il est inutile de faire connaître. Après en avoir elle-même successivement pris plusieurs à ses gages, et dépensé une partie de l'argent qui lui était venu de la succession de sa mère, elle se rend à Paris à l'âge de vingt-cinq ans. Au bout de quelque temps de séjour, elle achète, avec cinq mille francs qui lui restaient encore, un fonds de boutique d'épicerie, et s'associe son amant, qu'elle fait passer pour son mari. Elle s'adonne au jeu, et bientôt le fonds de boutique est absorbé. Se trouvant réduite à la misère, elle se met à travailler pour gagner sa vie, et reste ainsi deux ans, renonçant à tout commerce avec les hommes. C'est alors qu'étant âgée de trente-un ans et demi, elle tombe dans le délire. Elle est conduite au dépôt de Saint-Denis par ordre de la police, et de là à la section des aliénées de l'hospice de la Salpêtrière, le 5 mai 1812.

Depuis six ans qu'elle est dans cet hospice, elle a cherché plusieurs fois, et par divers expédiens, à se faire périr. Elle a eu des syncopes hystériques. Il n'y a pas de maux qu'elle ne s'imagine souffrir. On lui brise les os, on la brûle dans toute les parties du corps. Son délire a pris divers caractères. Ce fut d'abord, comme le portent les notes que M. le docteur *Esquirol* a eu la bonté de me communiquer, une sorte de *démence maniaque* : aujourd'hui, c'est une vraie mélancolie qui roule sur quelques idées dominantes, telles que le chagrin de la perte des charmes et des plaisirs de sa première jeunesse; les tourmens physiques qu'elle endure ou croit endurer; la douleur de se voir confondue avec des folles, et enfermée dans une odieuse maison qu'elle appelle *l'enfer*, où tout le monde est acharné à son malheur. Elle a vu dans les airs des cavaliers dont elle décrit le costume, qui ont vomi mille injures contre elle, et l'ont condamnée à l'enfer ; Dieu était au milieu d'eux en habit d'uniforme ; il l'a aussi condamnée aux flammes éternelles (1). *Ce n'est pas superstition de ma part*, ajoute-t-elle, *car je n'ai jamais été dévote, et ne crois nullement aux fables religieuses, surtout à celles de l'enfer.* Elle assure qu'elle n'est point une *visionnaire*, qu'elle sait bien distinguer les choses réelles de celles qui ne sont qu'illusoires.... *Par exemple*, reprend-elle, *je me vois maintenant parée des plus beaux habits que je portais autrefois dans mes jours de bonheur, mais je sais que c'est un mensonge de ma vue.* Pendant l'été cette malheureuse passe les jours entiers dans un des grands jardins de l'hospice, où elle erre çà et là, ou reste couchée par terre, ayant un *avant-couvert* de papier sur la tête, et les mains sous ses habits, pour conserver, autant que possible, les derniers vestiges de ses charmes. Elle n'a point quitté l'habitude de la masturbation. Elle est toujours seule : elle ne parle à personne, à moins qu'on ne l'interroge. Elle cause avec discernement, et même avec agrément sur les objets étrangers à son délire. Cette malade présente une polysarcie générale avec flaccidité, et empâtement considérable du tissu cellulaire souscutané : elle a eu quatre blennorrhagies, lesquelles pourraient bien être pour quelque chose dans les douleurs dont elle se plaint.

On voit, par cette observation, que la personne qui en fait le sujet avait été, avant son délire, soumise à plusieurs causes très-énergiques, dont chacune d'elles eût suffi pour le produire : l'hérédité est en première ligne ; puis viennent l'onanisme porté jusqu'aux plus grands excès, l'abus des plaisirs de toute espèce, la perte de ces mêmes plaisirs, la misère, la passion du jeu et ses chances fatales, etc.... A laquelle ou auxquelles de ces causes doit être attribuée exclusivement ou principalement l'aliénation d'esprit de cette malade ?.....

(1) Il est à remarquer qu'elle a toujours eu, même avant son délire, de l'antipathie pour les militaires.

COMPLICATIONS.

La mélancolie, si fâcheuse par elle-même dans un grand nombre de cas, le devient bien davantage lorsqu'elle se trouve réunie à quelque autre affection : alors ses suites sont d'autant plus malheureuses, que la maladie à laquelle elle se trouve jointe est elle-même plus grave.

Toutes les maladies, soit aiguës, soit chroniques, soit physiques, soit mentales, peuvent, isolément ou réunies en nombre plus ou moins multiple, coexister avec la mélancolie.

Les maladies physiques aiguës qui surviennent pendant la durée d'un délire mélancolique suivent à peu près leur marche ordinaire, ou éprouvent un peu de lenteur et d'irrégularité dans leurs périodes, et arrivent presque toujours à leur terminaison, sans donner lieu à aucune modification importante et durable dans le caractère de la mélancolie. Il n'est pas sans exemple cependant que la solution de celle-ci ait été le résultat de la crise d'une maladie aiguë incidente.

Les maladies physiques chroniques, tant celles dites *vitales* que celles dites *organiques*, influent d'une manière plus ou moins fâcheuse sur la mélancolie. Les premières, répandues dans toute l'économie ou affectant un siége exclusif, telles que les fièvres intermittentes de longue durée, et surtout les fièvres quartes, les affections scorbutiques lentes, les affections calculeuses, arthritiques, les inflammations chroniques des organes de la poitrine ou de l'abdomen, etc.; les secondes, telles que celles de l'utérus et de ses annexes, de l'estomac, du foie, des poumons (1), du cœur, etc.;

---

(1) Quoiqu'en général ceux qui sont affectés de quelque maladie lente des poumons méconnaissent la gravité de leur mal, et soient pleins d'espoir pour leur guérison, il en est qui, loin de se flatter sur leur état, s'abandonnent aux noirs pressentimens du sort funeste qui les attend; ce sont surtout ceux chez qui la phthisie est héréditaire, ou qui ont vu un ou plusieurs de leurs parens ou de leurs amis succomber à cette affreuse et dégoûtante maladie.

les unes ou les autres, se trouvant associées à la mélancolie, primitivement ou consécutivement, comme cause ou comme effet, sont
autant de tourmens de plus, qui, aggravant la douleur morale, con-
tribuent encore par eux-mêmes à détruire l'harmonie physique.

Ce sont les maladies nerveuses, et surtout l'hypocondrie et l'hystérie, que l'on rencontre le plus souvent combinées avec la mélancolie. Tous les auteurs qui ont écrit sur les maladies mentales ou
sur les maladies nerveuses, ont avec raison insisté sur la fréquence
de cette coïncidence.

La mélancolie hypocondriaque offre un des états les plus déplorables dont puisse être affligé l'homme. Les élémens qui constituent
cette double maladie, recevant l'un par l'autre un surcroît d'énergie,
ne font qu'empirer avec le temps, et plonger les malades dans toutes
les angoisses de la douleur et du désespoir, jusqu'à ce que la mort,
la tardive mort, leur unique espérance, vienne enfin les délivrer du
fardeau d'une si misérable existence. Ces malheureux, cent fois
plus malheureux encore par leurs désolantes chimères que par
leurs maux réels, qui sont déjà très-grands, *s'habituent*, dit l'auteur du Traité de l'aliénation mentale, *à ne voir leur état qu'à
travers le prisme lugubre de la mélancolie*. Le présent les accable,
l'avenir les effraie : de quelque côté qu'ils tournent les yeux, ils ne
voient que des tourmens à souffrir ; leur vie est un supplice continuel ; pour eux point de repos ni le jour ni la nuit. Si la fatigue et
la douleur viennent un instant fermer leurs paupières, les songes
les plus sinistres, les visions les plus effrayantes accourent aussitôt
les assiéger, et les font ainsi passer des tourmens de la veille aux
tourmens du sommeil. Ce qu'il y a de plus terrible encore pour ces
infortunés, c'est que l'espérance, dit *Sydenham*, qui est ordinairement un asile dans les plus grandes calamités, une consolation dans les
maladies les plus douloureuses, un refuge certain pour ceux que
tourmentent les cruelles angoisses de la goutte, l'espérance fuit
loin d'eux. (*Voyez* le tableau énergique que *Sydenham* a tracé de

cette maladie, dans ses OEuvres, tome 1.ᵉʳ, *Dissertatio epistolaris*, pag. 259; et *caput 7 de Melancholiâ arthriticâ*.)

L'histoire succincte que nous allons donner de la vie de *Zimmermann* va nous offrir, dans les dernières années de sa carrière, un exemple frappant de cette fâcheuse complication.

Zimmermann, ce célèbre médecin, livré à l'étude avec un zèle infatigable, éprouve, dès sa vingtième année, en 1748, étant à Gœttingue, une légère attaque d'hypocondrie. Six à sept ans après, de retour à Brug, sa ville natale, dont il est nommé médecin, il mène une vie très-solitaire : il est atteint de nouvelles attaques d'hypocondrie, et l'hypocondrie augmente son goût pour la solitude. Il reste quatorze ans dans ce poste, partageant son temps entre l'exercice et l'étude de la médecine, la lecture, la correspondance de ses amis, presque toujours plus ou moins tourmenté par cette maladie. En 1768, il passe en Hanovre, en qualité de premier médecin du roi d'Angleterre. A peine il y est arrivé, qu'il voit la santé de sa femme et celle de ses enfans s'altérer rapidement ; il en conçoit de grandes inquiétudes, et son hypocondrie s'accroît. Vivement affligé de l'état de sa famille, il écrivait, à cette époque, à son ami *Tissot* : «Sauvez « ma femme, ou plutôt sauvez-moi moi-même ; sauvez ces enfans « qui me sont plus chers que la vie. » En 1770, la mort de l'épouse qu'il adorait vient répandre une grande amertume dans son âme : ses maux physiques augmentent, et surtout ceux que lui causait une hernie congénitale dont il se fit opérer l'année suivante, à Berlin, par le docteur *Smucker*. La douleur que lui avait causée la perte de sa compagne était un peu adoucie, et lui permit de goûter les délices de la guérison d'une maladie qui avait si long-temps tourmenté son existence : aussi le séjour qu'il fit à Berlin après cette opération fut-il un des temps heureux de sa vie. Ce calme ne dura pas long-temps : de retour à Hanovre, l'excès de ses occupations dérange de nouveau sa santé; des douleurs dans la partie opérée se font sentir, et l'hypocondrie reparaît. Au bout de quelques années, des peines cruelles viennent encore déchirer son âme.

Ce père malheureux a la douleur de perdre, presqu'en même temps, ses deux enfans, qu'il chérissait avec une tendresse extrême. Son fils, doué des plus belles qualités, et qui donnait déjà les plus grandes espérances, tomba par degrés dans une mélancolie profonde qui se termina par une vraie imbécillité : sa fille, assemblage parfait des vertus de son sexe, succomba entre ses bras après une maladie de langueur qui dura cinq ans.

En 1788, *Zimmermann* déclare une guerre ouverte à la fameuse secte des *illuminés* d'Allemagne. Il publie, à ce sujet, diverses brochures par lesquelles il s'attire de nombreux et de puissans ennemis, qui lui suscitent mille désagrémens : il est même cité en justice, et perd son procès. Il continue cependant, toujours pour la même cause, à se livrer à des travaux forcés ; mais sa santé s'altérant de plus en plus, il tombe enfin dans le dernier degré de l'hypocondrie.

En 1794, les troubles de la révolution française lui donnent de l'inquiétude. Il craint de voir le pays qu'il habite envahi et saccagé ; et, le 4 octobre même année, il écrit à son ami *Tissot* une lettre où l'on voit toute la douleur de son âme, et les signes avant-coureurs du délire mélancolique dont il ne tarda pas à être atteint : « Je cours risque, disait-il, de devenir encore cette année un pauvre « émigré forcé d'abandonner sa maison avec la chère compagne de « sa vie (1), sans savoir où donner de la tête, où trouver un lit « pour y mourir. » Bientôt il perd le sommeil, l'appétit, les forces, l'embonpoint, et tombe enfin dans la mélancolie confirmée, voyant continuellement *l'ennemi dévastant sa maison.*

Il entreprend, pour rétablir sa santé, un voyage dans le Holstein, où il se trouve beaucoup mieux. Trois mois après il retourne à Hanovre, et, en entrant dans sa maison, il la voit encore dévastée, et se croit entièrement ruiné. Tous les symptômes fâcheux de la maladie de son corps et de son esprit s'aggravent, et l'infortuné

(1) Il s'était remarié.

Zimmermann, arrivé au dernier degré de la décrépitude, cesse de vivre le 7 octobre 1795, âgé de 66 ans. (*Voyez* la vie de cet illustre médecin, écrite très en détail par son ami *Tissot*, et consignée dans la dernière édition française de son beau Traité de l'expérience, etc.)

La mélancolie, unie à l'hystérie, présente des symptômes moraux beaucoup moins fâcheux, et son issue est très-rarement funeste.

Quelquefois l'hypocondrie, l'hystérie (1) et la mélancolie existent simultanément. Le docteur *Villermay*, en admettant cette triple combinaison, en rapporte un exemple; mais les caractères de la mélancolie y sont peu prononcés. (*Voyez* page 413, tome 1.er, deuxième partie de son Traité des maladies nerveuses.)

Dans ces diverses complications, c'est rarement la mélancolie qui a l'initiative, et jamais elle ne l'a lorsqu'elle se trouve coexister avec l'épilepsie; ni le raisonnement, ni aucun fait connu et authentique ne contredisent cette opinion.*Hippocrate* et *Galien*, observateurs dont l'autorité est imposante en médecine, ont émis cependant d'une manière très-claire et très-positive un sentiment opposé : *Atrabile vexati morbo quoque comitiali corripi magná ex parte consuevêre, et morbo comitiali laborantes atrabile divexari* (2). Les personnes atteintes de *maladie comitiale* sont souvent, dans les intervalles de leurs accès, plongées dans une mélancolie profonde, par la douleur de se voir affligées d'une maladie aussi fâcheuse et aussi rebelle : ces deux illustres médecins auraient-ils pris ces alternatives de mélan-

(1) *Sydenham* pense que l'hystérie et l'hypocondrie sont des maladies identiques, modifiées seulement chacune selon le siége qu'elles affectent exclusivement : .... « *Quos (affectus) hystericos, in maribus hypochondriacos appellandos censemus.* » Le raisonnement et l'expérience, comme l'a très-bien fait sentir le docteur *Villermay*, détruisent l'opinion du médecin anglais, encore assez généralement répandue aujourd'hui. (Voyez l'ouvrage cité.)

(2) *Hippocratis* Coi omnia opera (edente *Foesio*), sect. 7 : *de morbis vulgaribus*, lib. 6, sect. 8, §. 54.—*Galenus*, de locis affectis, lib. 3, cap. 7, *de melancholiá*.

colie et d'accès épileptiques pour une influence réciproque de ces
deux maladies l'une sur l'autre ?

Michaëlis de Heredia a établi une théorie fort hypothétique pour
expliquer cette prétendue transformation de la mélancolie en
maladie comitiale : il prétend qu'elle est produite par la débilité
dans laquelle jette le cerveau, le ptyalisme continuel auquel les mélancoliques, à cause de la nature vénéneuse de leur sang, sont très-
sujets. (1) (C'est la traduction presque mot à mot du passage de
l'auteur.) Toutes ces suppositions gratuites n'expliquent rien.

Le délire mélancolique est-il susceptible d'être compliqué avec
d'autres délires ? Je ne le crois pas. Serait-ce avec le délire maniaque ?
Le délire ne peut-être à la fois partiel et général ; ces deux états
opposés ne sauraient exister simultanément. Il est constant cependant que l'un et l'autre délire, affectent quelquefois le même individu en se succédant alternativement à des intervalles plus ou moins
rapprochés, ou à des périodes plus ou moins éloignées, régulières
ou irrégulières ; mais ce n'est point là une complication ; ce sont
deux affections de l'esprit, qui existent isolément dans des temps
différens. Il faut d'ailleurs se défier des observations des anciens, et
de celles mêmes des modernes, qui n'ont pas toujours bien distingué
ces deux sortes de délire, et qui ont pris pour des accès de manie
ce que l'on ne doit regarder que comme des exacerbations de la
mélancolie.

L'union de la mélancolie avec la démence ou l'idiotisme est également impossible : il y a trop d'opposition entre les caractères de ces
trois vésanies. Dans le délire mélancolique, le raisonnement existe ;
l'imagination seule est lésée ; encore ne l'est-elle que partielle-
ment (2) : chez les personnes en démence, au contraire, le rai-

_____

(1) Clari viri *Danielis-Petri Michaëlis de Heredia* opera medica, t. 1 ; *de
Febribus putrid.*, p. 105.

(2) C'est également l'imagination qui est principalement pervertie dans la
manie, mais avec cette différence que, dans ce cas, la perversion de l'imagi-

sonnement, l'imagination et la mémoire sont plus ou moins altérés, pervertis, et ce n'est plus chez elles que des échappées de mots, des discours décousus qui ne présentent aucun sens ; elles commencent une phrase par une chose, et la finissent par une autre. La distance est encore plus grande de la mélancolie à l'idiotisme ou à l'imbécillité, puisque, dans ces deux derniers états, la dégradation mentale est telle, que l'homme est réduit à l'instinct des bêtes, et que souvent même il leur est inférieur sous ce rapport.

On observe quelquefois plusieurs formes de mélancolie réunies entre elles. Celles que l'on rencontre le moins rarement, sont la mélancolie érotique et la mélancolie religieuse : de là un double délire, dans lequel l'âme, tyrannisée par deux passions opposées, devient une espèce d'arène où la religion et l'amour, se disputant la victoire, donnent lieu à des combats douloureux, dont la lutte égale, entraînant sans cesse dans une direction contraire les malheureuses victimes de ces passions ennemies, produit dans leur économie physique, et dans le domaine de leur intelligence, de grands désordres, qui laissent souvent après eux des traces ineffaçables de leurs ravages. Une jeune fille d'un caractère ardent et passionné, mais retenue par la religion, disait un jour à son confesseur, qui l'exhortait à s'attacher à son Créateur pour retrouver la paix du cœur : « *Mais je me sens plutôt portée vers les créatures que vers le Créateur, et c'est là précisément ce qui fait mon supplice.* » PINEL, Traité médico-philosophique sur l'aliénat. ment., page 275.)

Complications de la mélancolie avec les hallucinations.

Les dérangemens du cerveau avec lesquels la mélancolie est le plus fréquemment compliquée, sont les hallucinations.

Avant de parler des hallucinations, comme complications de la

---

nation s'étend à tous les objets, au lieu que dans le délire exclusif elle n'a lieu que pour une seule idée, ou pour une série particulière d'idées.

mélancolie, disons auparavant quelle est la valeur que nous accordons à ce mot (1), d'autant plus que ceux qui ont écrit sur les maladies mentales et sur l'idéologie de l'homme sain, n'en ont pas encore fixé le sens avec précision (2).

Sous le titre d'*hallucinations* nous comprenons toutes ces erreurs de l'imagination que l'on a coutume de rapporter à quelqu'un des sens. Nous les divisons ainsi qu'il suit :

1.° Sensations qui nous trompent sur la nature des objets faisant actuellement impression sur nos sens (3).

2.° Réminiscences des sensations, qui nous induisent en erreur sur l'existence actuelle des objets, en nous les représentant encore soumis à nos sens quand ils n'y sont plus accessibles.

3.° Illusions de notre esprit, qui nous donnent l'idée d'objets qui n'ont jamais été soumis à nos sens, objets, le produit des réminiscences trompeuses de sensations autrefois éprouvées, de comparaisons, de jugemens anciennement formés, et auxquels nous prêtons, au gré de notre imagination délirante, mille dimensions, mille formes, mille couleurs différentes, etc., quelquefois calquées sur les lois de la nature, mais le plus souvent nullement en rapport avec elles, et plus ou moins bizarres.

Ces singulières aberrations sont, dans quelques cas, la cause et l'objet du délire ; et alors elles ne constituent pas une complication, mais un délire mélancolique simple (4). Elles peuvent se rapporter

(1) *Hallucination* vient du verbe latin *hallucinari* ou *allucinari, se tromper, se méprendre, être induit en erreur.*

(2) J'en excepte le docteur *Esquirol*, qui a fait sur ce sujet un excellent mémoire qui a reçu l'approbation de la première classe de l'Institut, où il a été lu l'année dernière. Ce mémoire a depuis été consigné, avec de légères modifications, dans le Dictionnaire des sciences médicales.

(3) Il ne s'agit point ici des sensations incomplètes et vicieuses dépendantes d'une lésion manifeste des organes des sens externes, telles que celles que produiraient une cataracte commençante, une otite, un ozène, etc.

(4) Cette remarque, que les hallucinations peuvent à elles seules constituer le

à plusieurs sens, ou même à tous chez un seul individu. Ce sont surtout les hallucinations de la troisième espèce qu'il est plus ordinaire
de trouver réunies avec la mélancolie. Parmi les personnes qui en
sont affectées, le plus grand nombre est induit en erreur à son
insu : il y en a cependant qui ne sont pas dupes de cette *imposture
de leurs sens* (1).

---

délire mélancolique simple, nous a engagé à parler des hallucinations, non-
seulement comme des complications, mais encore comme des formes particulières de mélancolie.

(1) Je dis *imposture de leurs sens*, quoique je ne pense pas que ce soient nos
sens qui produisent ces illusions; mais ici je prends le langage des hallucinés, qui,
presque tous, sont convaincus que c'est dans les organes des sens que se font ces
impressions diverses.

Si les hallucinations avaient leur siège dans les organes des sens, pourquoi
seraient-elles pour la plupart passagères ? Les lois de l'optique, de l'acoustique,
par lesquelles l'œil voit, l'oreille entend, ne sont-elles pas constantes et invariables ? La faculté percevante des sens peut-elle, en bonne physiologie, éprouver
tant d'anomalies fugitives, quand les organes que l'on suppose en être le siège
ne sont passibles d'aucun changement ? Ou bien, un organe, sans changer d'état,
pourrait-il recevoir du même objet, dans les mêmes circonstances, des impressions différentes, et souvent même contraires ? Dans nos songes, nous éprouvons
aussi des sensations d'objets naturels ou hors de la nature; dirons-nous que ces
sensations sont la répétition d'impressions faites actuellement sur nos sens ?
Les hallucinations sont donc, ce nous semble, les rêves de la veille, comme
les songes sont les rêves du sommeil. Les hallucinations de la première espèce
paraissent, au premier coup-d'œil, se refuser à cette comparaison; mais nous
observerons qu'il est aussi des songes produits par l'excitation des organes
des sens. En effet, si, dans le sommeil, nos sens reçoivent quelquefois des
impressions, comme cela est hors de doute, et s'il est démontré que les
sensations qu'elles font naître dans le cerveau représentent rarement l'objet
qui en est la cause, ou ne le représentent qu'inexactement et sous des attributs qu'il n'a pas, c'est la même chose que dans l'état de veille, lorsque
les sensations des hallucinés, perverties par le déréglement de l'imagination,
peignent les objets soumis à l'action des sens dans des conditions autres que celles
qu'ils ont réellement.

Les hallucinations de la première espèce se rencontrent assez souvent dans plusieurs formes de mélancolie ; ainsi il est des mélancoliques par amour, qui, croyant reconnaître dans chaque homme qu'elles aperçoivent l'amant qu'elles n'ont pu obtenir ou le traître qui les a trompées, se précipitent dans ses bras pour l'embrasser, ou l'accablent d'injures.

Plutarque rapporte qu'Athamas et Agavé croyaient toujours voir des lions et des cerfs lorsqu'ils voyaient leurs propres fils (1).

Un certain Trasylaüs d'Athènes, dont parle Athénée d'après Héraclides de Pont, prenait pour les siens tous les vaisseaux qui venaient mouiller dans le Pirée (2).

Zimmermann, comme il a été dit précédemment, avait aussi une hallucination analogue.

Il y en a qui prennent le murmure des vents, le chant des oiseaux, pour des menaces, des insultes de leurs rivaux, réels ou imaginaires (3).

Quelques-uns, frappés de l'idée qu'on veut les empoisonner, trouvent la saveur du poison dans tout ce qu'ils mangent.

Les hallucinations de la seconde espèce ne sont pas plus rares que les précédentes, dans quelques types de la mélancolie. Ici c'est encore une infortunée qui, séparée pour jamais de son amant, croit entendre ses discours passionnés, et converse avec lui comme s'il était présent. Là c'est un homme d'un caractère faible et pavide, qui, ayant failli être précipité, est sans cesse alarmé par la vue d'un abîme ouvert à ses côtés (le célèbre Pascal).

Les hallucinations qui forment la troisième espèce sont les plus fréquentes, et celles qui compliquent le plus souvent la mélancolie, ou la constituent à elles seules. Une femme des aliénées de la Salpêtrière est continuellement tourmentée par des *esprits invisibles* qui

(1) Plutarchi de superstitione.
(2) Athenæi deipnosophisticarum libri quindecim, lib, 12, p. 554. (Lugduni, 1612.)
(3) Voyez l'observation rapportée à la note de la page 121.

21

l'importunent le jour et la nuit par leurs querelles, leurs injures, leurs menaces; elle les entend sur le plafond de son dortoir, sur les toits, dans l'air, sous terre : quoi qu'elle dise que ce sont des *esprits invisibles*, elle les aperçoit cependant quelquefois, mais ils sont impalpables et subtils comme l'air.

La domestique d'un médecin de Paris était atteinte naguère des illusions les plus bizarres que puisse enfanter l'imagination : c'étaient des êtres animés ou inanimés, de formes, de figures, de costumes les plus grotesques, qui renouvelaient sans cesse à ses yeux les scènes les plus singulières et les plus ridicules : de petits pygmées apparaissaient tout à coup devant elle, devenaient des géans, et s'évaporaient en un clin-d'œil; ses oreilles étaient fatiguées des propos qu'elle entendait continuellement; on l'injuriait; on l'excitait à toutes sortes de crimes; elle sentait au-dedans d'elle des êtres qui montaient, descendaient, et la prenaient à la gorge : tout ce qu'elle éprouvait était si étrange, qu'elle s'arrêtait à chaque instant au milieu de la volubilité de son récit pour dire, *c'est indéfinissable.* Pendant même qu'elle racontait avec tant de feu, ses illusions ne la quittaient pas : ce n'était que lorsque je la pressais vivement par une suite rapide de questions, et que je faisais, pour ainsi dire, violence à son attention, qu'elle cessait pour un moment d'avoir des hallucinations. Toutes ces illusions étonnantes, dont elle était le jouet, ne lui en imposaient pas, mais elle n'en était pas moins obsédée.

Ce paisible cultivateur des champs, cet homme simple et superstitieux dont la frêle cervelle avait été troublée par les malheurs de la France, dépendans, selon lui, d'une vengeance divine; ce pieux insensé qui, courbé sur sa charrue ou sur son prié-dieu, avait vu *l'ange Raphaël* lui apparaître de la part du *très-Haut*, avait touché sa main, conversé avec lui, en avait reçu un message secret pour le roi; ce prétendu inspiré, prédisant sur le sort de notre malheureuse patrie, et pleurant déjà sur ses ruines, si, à force de prières et d'expiations, on ne fléchissait le courroux du ciel; enfin ce fameux

Martin (d'Iverdun , près Chartres) n'était-il pas un halluciné (1) ?
Il est des démonomaniaques dont les hallucinations se rapportent à
tous les sens , sans en excepter celui de la génération. Ils voient les
flammes de l'enfer, les diables attroupés en conseil ; ils entendent leurs
rugissemens , leur vacarme infernal ; ils sentent l'odeur et le goût des
matières sulfureuses qui , du fond des abîmes embrasés où ils sont

---

(1) J'ai considéré Martin par le côté le plus avantageux : je l'ai considéré
comme un véritable aliéné ; mais combien ne se trouve-t-on pas porté à élever
des doutes sur l'existence réelle du délire ascétique de cet homme, quand on
connaît bien son histoire , qu'on se reporte à l'époque où il joua le rôle d'*illu-
miné* , de *prophète* ; qu'on réfléchit aux mouvemens politiques de ce moment
orageux , etc. , etc. ?

Loin de nous l'idée de faire intervenir le *surnaturel* dans l'histoire de ce personnage. Ils sont passés ces temps d'ignorance où les fous étaient vénérés ou brûlés,
selon qu'ils passaient pour inspirés de l'*esprit divin* ou de l'*esprit malin*. « Pour
s'assurer, dit l'auteur des lettres persanes, qu'un effet qui peut être produit
par cent mille causes naturelles est surnaturel, il faut avoir. auparavant exa-
miné si aucune des causes n'a agi ; ce qui est impossible. » D'après cette observation judicieuse de Montesquieu , aucun des effets produits sous nos yeux
ne devrait jamais être attribué à une cause *surnaturelle* , puisqu'il nous est impossible de connaître tous les ressorts par lesquels la nature peut les produire.
Combien notre ignorance n'a-t-elle pas fait dépendre de causes *surnaturelles*
des phénomènes que , dans des siècles plus éclairés , on a reconnu être le résultat de causes naturelles ? Ainsi l'expérience et l'analogie n'eussent-elles pas
dû conduire à faire regarder Martin comme un *visionnaire* ? (Je laisse de côté
l'inculpation d'imposture qui pèse sur lui, parce qu'elle n'est appuyée que sur
des probabilités , moins fortes , au moins dans ce cas, que l'expérience et l'a-
nalogie.) Combien d'autres comme lui sont renfermés dans des maisons d'a-
liénés, leur seule demeure légitime. Il n'y a que la superstition, et peut-être une
certaine politique exclusive , qui aient pu faire une exception en faveur de
Martin. J'ai vu l'année dernière, à l'hospice de la Salpêtrière, une religieuse
qui se disait destinée à accomplir le grand œuvre commencé par son prédé-
cesseur (Martin) ; qui était en communication avec la sainte Vierge , etc., etc,
Était-ce aussi une inspirée, un être privilégié............?

plongés, sont entrés dans leur corps. Quelques femmes démonomaniaques, ayant épousé le diable, ont avec lui, toutes les nuits, un
commerce conjugal.

TERMINAISONS.

La mélancolie, quoique susceptible d'issues très-variées et très-
différentes les unes des autres, se termine ordinairement,

1.° Par le rétablissement immédiat des facultés mentales ;
2.° Par des évacuations ou des maladies critiques ;
3.° Par un paroxysme, ou par son passage à la fureur maniaque ;
4.° Par sa dégénération en démence ou en imbécillité ;
5.° Par des maladies asthéniques lentes, funestes.

Les trois premiers modes de terminaison, qui sont les seuls favorables, sont aussi heureusement les plus fréquens.

Ils ont lieu le plus souvent lorsque la mélancolie n'est point héréditaire, qu'elle n'est point compliquée, qu'elle est récente, qu'elle
affecte un sujet jeune, et que le traitement est dirigé selon les principes du célèbre professeur *Pinel*, qui a la gloire d'avoir tiré la
thérapeutique des maladies mentales du chaos où elle était plongée.

Le premier mode de terminaison survient principalement quand
la mélancolie est le résultat de quelque affection douloureuse de
l'âme, sans le concours d'aucun dérangement physique. Les malades
deviennent moins rêveurs, moins tristes ; ils reprennent le goût
du travail qu'ils avaient perdu ; ils sont moins absorbés par l'idée
pénible qui les occupe : si cette idée est chimérique, ils commencent
à élever quelques doutes sur sa réalité, et finissent peu à peu par
reconnaître leur erreur et récupérer leur raison dans son intégrité.

Quelquefois ce retour à la raison a lieu subitement par l'effet
d'une persuasion habile, d'une forte commotion morale, d'un stratagème bien concerté, ou autrement.

La terminaison par crise physique n'est pas rare, et elle le paraî-
trait encore bien moins, si on savait l'observer.

Le docteur *Esquirol* a, dans un mémoire sur les terminaisons
critiques de la manie (1), prouvé, avec ses armes ordinaires,
l'expérience et les faits, que la manie et la mélancolie pouvaient
avoir, comme toutes les maladies, leurs terminaisons critiques.

On voit, par les observations détaillées qu'il rapporte, ces deux
sortes de vésanies mentales guérir par les fièvres, par des éruptions
exanthématiques de toute nature, telles que les dartres, la gale, les
furoncles, les ampoules, etc.; par l'écoulement du sang menstruel,
hémorrhoïdal; par des évacuations de matières bilieuses; par l'ouverture d'abcès purulens, d'exutoires anciens supprimés; par la
réapparition de l'humeur blennorrhagique, etc.

La plupart de ces guérisons critiques et autres, avaient déjà été
signalées. *Hippocrate* rapporte qu'*Adamantus* guérit de sa mélancolie
par le vomissement d'une grande quantité de matière noire (2).
Lorry (3), M. le professeur *Hallé* (4), citent des cas analogues.
L'illustre vieillard de Cos n'avait pas non plus ignoré l'heureuse influence de l'apparition du flux hémorrhoïdal dans la mélancolie,
comme il paraît par l'aphorisme onzième de la sixième section :
τοῖσι μελαγχολικοῖσι...... αἱμορροΐδης επιγινομεναι, αγαθον (5. La guérison de la mélancolie par une éruption psorique a été mentionnée
par *Ettmuller* dans son *Collegium practicum* : *Item si in scabiem
degeneret (melancholia), salutem speramus* (6). M. le professeur

---

(1) Ce mémoire est consigné dans le Recueil périodique de la Société de médecine de Paris, rédigé par le docteur *Sédillot*, t. 50, année 1814, p. 3.

(2) *Hipp.*, sect. 7; de morbis vulg., lib. 6, sect. 8, §. 54.

(3) *Lorry*, de melanch., etc., t. 1, p. 249.

(4) *Hallé*, Mémoire sur les tempéramens, §. 79, inséré dans les mémoires de la
Société médicale d'émulation.

(5) Voyez aussi l'aphor. 21 de la même section.

(6) *Ettmuller*, Collegium practicum, sect. 6, art. 2, p. 440.

Pinel a consigné, dans son Traité sur l'aliénation mentale, deux
guérisons de mélancolie, l'une par le développement d'une parotide,
l'autre d'un ictère très-prononcé (pages 380 et 383, §§. 303 et 304).
Cabanis, dans un de ses mémoires, dit avoir connu un homme
d'un caractère morose et mélancolique à l'excès, qui, pendant la durée
d'une fièvre quarte, éprouva une métamorphose complète dans son
humeur, laquelle, à la vérité, revint à la longue à son premier
type, mais sans reprendre jamais son ancienne âpreté (1).

La terminaison heureuse de la mélancolie par un paroxysme de
cette maladie ou par son passage à la fureur maniaque, plus rare
que les précédentes, n'en est pas moins bien constatée par l'expérience des médecins anciens, et surtout des modernes (2).

La mélancolie dégénère assez souvent en démence ou en imbécillité. Cette dégénération fait perdre sans retour l'espoir du rétablissement des facultés mentales ; car, si la démence et l'imbécillité,
lors même qu'elles sont primitives, laissent peu d'espoir de guérison,
l'incurabilité de ces maladies n'est que trop mise hors de doute
lorsqu'elles sont la suite du délire mélancolique long-temps prolongé (3).

_____

(1) *Cabanis*, Rapports du physique et du moral de l'homme, 7.ᵉ mémoire,
§. 8.

(2) Le passage d'une mélancolie tranquille à une mélancolie furieuse, ou à
un violent accès de manie, quoiqu'en général d'un augure heureux, est quelquefois cependant suivi d'un dénouement funeste : il peut donner lieu à une
mort prompte, soit naturelle, soit par une impulsion aveugle. C'est ainsi que
le poëte Gilbert, dans un violent accès de délire mélancolique, avala la clef de
son coffre-fort, et mourut au bout de quelques jours à l'Hôtel-Dieu de Paris,
probablement suffoqué par cet instrument, qui s'était arrêté à l'entrée du
larynx.

(3) La période de transition de la mélancolie à la démence et à l'imbécillité
offre un état douteux, un caractère mixte, qui, présentant la fixité mélancolique unie, dans le premier cas, à quelques idées décousues et sans suite, et,
dans le second, à une obtusion plus ou moins grande des facultés mentales,

Enfin la mélancolie, dans bien des cas, se termine par la mort, en se compliquant avec certaines maladies physiques, telles que le scorbut, la paralysie, l'hydropisie, le marasme, etc., seules ou réunies en nombre plus ou moins multiple (1).

Lorry et *Méad* prétendent que la mélancolie a une disposition particulière à se terminer par la phthisie pulmonaire; mais les observations sur lesquelles ils s'étaient ne prouvent nullement que celle-ci ait été le résultat de celle-là : on voit au contraire, en les lisant attentivement, qu'avant l'invasion de la mélancolie, les malades avaient déjà ressenti des phénomènes précurseurs de la phthisie pulmonaire; et que quelquefois même l'affection mentale paraissait avoir suspendu ou affaibli les progrès de l'affection de poitrine (2).

La fièvre lente nerveuse est encore, selon le premier de ces deux auteurs, une des maladies qui ont coutume de servir de terminaison mortelle à la mélancolie. Le docteur *Esquirol* établit que le nombre des aliénés que fait périr cette maladie, relativement aux autres, est de 0,11 (3).

Nous pourrions de beaucoup augmenter la liste des maladies auxquelles succombent les mélancoliques, puisque ces infortunés sont encore, plus que les autres personnes, passibles des mille et mille maux dont le cours de notre misérable vie est tourmenté; mais notre intention n'a été que de parler des maladies qui paraissent plus spé-

---

pourrait en imposer, et faire croire à l'existence simultanée de deux affections qui ne sauraient exister simultanément. C'est ce qui est arrivé, et est même généralement admis aujourd'hui; mais, en croyant à cette coexistence, on ne se trompe pas moins que si l'on voulait supposer que la chrysalide fût en même temps chenille et papillon.

(1) Le chagrin, l'inaction du corps, l'oisiveté de ces infortunés; leur habitation, souvent froide, humide et mal aérée, ne rendent que trop raison du développement de ces funestes maladies dans les établissemens publics d'aliénés.

(2) Voyez *Lorry*, ouvrage cité, t. 1, pars. 1; cap. 6. Et R. *Mead*, cap. 3, de Insaniâ.

(3) Voyez son article *folie* dans le Dictionnaire des sciences médicales.

cialement placées sous l'influence de la mélancolie ; et d'ailleurs.
nous n'avons pas la prétention de vouloir épuiser tout ce qu'il y a
à dire sur cet objet.

RÉSULTATS GÉNÉRAUX

DE L'AUTOPSIE ANATOMIQUE DES CADAVRES D'ALIÉNÉS, ET
PRINCIPALEMENT DE MÉLANCOLIQUES.

L'ouverture des cadavres, ce flambeau de la médecine, si lumineux dans un grand nombre de cas, a jusqu'alors refusé de nous
éclairer sur la cause immédiate des maladies mentales, surtout de
celles qui sont accidentelles.

L'on n'a pas cependant toujours eu assez de modestie pour convenir qu'on ne savait rien sur cet objet. Souvent les anatomistes,
dont les yeux étaient fascinés par la prévention, n'ont vu que ce
qu'ils ont voulu voir, c'est-à-dire, que ce que leur retraçait leur
propre imagination, d'après les théories qu'ils avaient d'avance créées
dans leur esprit, non la vérité que leur offrait la nature qu'ils inter-
rogeaient.

Ainsi les galénistes ne voyaient dans le cerveau que des amas de
bile noire, d'humeurs corrodantes. D'autres médecins très-distin-
gués, sans doute trop séduits par la gloire d'être auteurs d'une découverte, concluant du particulier au général, n'ont pas hésité, sur
la foi de quelques observations isolées, d'attribuer la cause matérielle
et vivante de la mélancolie, les uns à la sécheresse, à la dureté générale ou partielle du cerveau, les autres à la mollesse de cet organe dans sa totalité ou dans une partie seulement de son étendue.

Le célèbre *Boerhaave*, dans ses aphorismes sur la manie (qu'il
confond, comme nous l'avons déjà dit, avec la mélancolie furieuse),
assure que l'anatomie de ceux qui sont morts ayant cette maladie
montre constamment le cerveau sec, dur, friable, jaune dans sa

partie corticale, ses vaisseaux distendus par un sang coagulé, noir et poisseux.

Le Camus adopte sans restriction l'opinion du célèbre professeur de Leyde, et considère l'ouverture du cerveau des individus aliénés comme très-propre à dévoiler la *cause prochaine de la folie;* mais l'auteur, plus philosophe que praticien, s'était laissé, comme tant d'autres, entraîner par les idées du grand *Boerhaave ,* qui a été si long-temps l'oracle suprême de la médecine.

Morgagni prétend avoir trouvé une dureté remarquable dans le cerveau des maniaques et des mélancoliques qu'il a disséqués, mais il n'en rapporte qu'un seul exemple.

Cullen pense aussi que la *cause prochaine* de la mélancolie consiste dans la sécheresse et la dureté de la substance médullaire du cerveau.

Théophile Bonnet , qui s'est occupé d'une manière particulière d'anatomie pathologique, ne fait mention, dans ses nombreuses ouvertures de cadavres, d'aucune altération organique de l'encéphale chez les personnes mortes d'affections mélancoliques simples ou compliquées d'hypocondrie ou d'autres maladies : il dit seulement avoir rencontré les vaisseaux de ce viscère distendus par un sang *naturel* ou *dégénéré,* et ses ventricules contenant des épanchemens d'un fluide variable par sa nature et sa quantité : la plupart des autres lésions qu'il a consignées dans son *Sepulchretum ,* avaient leur siége dans la poitrine ou dans l'abdomen : tels sont des amas de sang noir dans quelques-unes des cavités du cœur ; des états morbides de la rate, du foie, de l'estomac, du pancréas, des glandes mésentériques, etc. Mais ces faits n'éclairent pas plus que les autres sur les causes immédiates de la mélancolie, puisque les mêmes résultats se rencontrent dans une foule d'autres affections. En outre, les histoires de maladies auxquelles appartiennent ces diverses observations d'anatomie pathologique sont trop incomplètes pour qu'on en puisse tirer avec conséquence une induction générale. Cependant ce qui reste évident des recherches de *Bonnet,* c'est

22

que ce praticien n'a trouvé, dans les cerveaux d'aliénés soumis à
son scalpel, aucune des altérations de tissu que les auteurs précédens prétendent avoir constamment rencontrées.

De nombreuses recherches du même genre, faites dans ces derniers temps par les hommes les plus habiles et les plus exempts de
prévention, n'ont également offert aucun phénomène morbide, soit
dans l'encéphale, soit dans les autres parties du corps, qui pût être
exclusivement attribué à la mélancolie ou à toute autre aliénation
mentale.

Cabanis cependant se range à l'opinion de *Morgagni* touchant la
cause organique du délire : il paraît aussi porté à attribuer le délire
avec excitation à un excès de phosphore dans la pulpe cérébrale. Il
dit que les cerveaux des maniaques sont très-lumineux pendant leur
décomposition.

Le docteur *Fodéré*, regardant ses hypothèses comme des vérités
démontrées, affirme hardiment que la cause de la folie réside dans
l'aberration de la vitalité du fluide sanguin. (Ouvrage cité, tome 2,
p. 172.)

Le docteur *Spurzheim*, ce systématique auteur, associé à la gigan-
tesque célébrité du docteur *Gall*, ne rougit pas d'attribuer à la
lésion du prétendu *organe de la circonspection*, la *cause corporelle*
de la mélancolie. Dans la manie, ce sont, selon lui, *les organes du
penchant à combattre et à détruire* qui sont malades. (Observation
sur la folie par *Spurzheim*, M. D. Paris, 1818.)

Les docteurs *Pinel* et *Esquirol*, qui tous deux ont fait ou fait faire
un très-grand nombre d'ouvertures de cadavres d'aliénés, n'ont rien
trouvé de constant dans les lésions qu'ils ont observées, et rien qui
ne se rencontrât aussi dans beaucoup d'autres maladies (1).

---

(1) Ces deux anatomistes ont seulement remarqué qu'un aplatissement considérable du coronal, qu'une grande diminution dans le diamètre latéral du
crâne, correspondant aux temporaux, ou un défaut de symétrie porté à un degré
extrême, étaient ordinairement le caractère de l'obtusion ou de l'oblitération

Ainsi, jusqu'alors il faut donc convenir que nous ignorons absolument en quoi consiste la cause matérielle immédiate du délire, et où est son siége.

Les effets sont connus : Dieu seul connaît les causes.

TRAITEMENT DE LA MÉLANCOLIE.

Grâces aux efforts d'un des plus beaux génies actuels de la médecine, le traitement des aliénés n'est plus un aveugle empirisme, une routine cruelle et meurtrière, l'opprobre de notre art et de l'humanité.

Le sage et savant *Pinel* a parlé; sa voix s'est fait entendre dans toutes les parties de l'Europe; et aussitôt le sort des infortunés privés de la raison a commencé à s'améliorer de jour en jour. Déjà, dans beaucoup d'hôpitaux, les membres de ces malheureux ne sont plus déchirés par ces honteuses chaînes dont la barbare ignorance les avait chargés : déjà, dans les établissemens de cette capitale, ces tristes victimes de la fragilité humaine ne sont plus montrées aux étrangers comme des animaux curieux; elles ne sont plus exposées à leurs infâmes dérisions ; elles ne sont plus en butte à la brutalité de féroces gardiens; on ne les précipite plus au fond des eaux : plus avare de leur sang, on ne le verse plus à grands flots...... Et tous ces grands et utiles changemens sont l'ouvrage de l'ardente philanthropie

complète des facultés intellectuelles. « Le cerveau étant le siége de nos idées, (disait M. Cuvier dans une de ses leçons d'anatomie comparée, au Muséum d'histoire naturelle), il en résulte que plus il sera parfait, régulier, développé, plus les images seront nettes, les idées justes.......

Le célèbre *Bichat*, que son brillant génie a voué à l'immortalité, avait cependant un crâne qui offre un défaut de symétrie très-prononcé. Ce crâne, que j'ai plus d'une fois considéré avec un sentiment de vénération, était alors et est sans doute encore entre les mains M. le docteur *Roux*, qui, comme l'on sait, a été le disciple et l'ami de cet homme si extraordinaire par la perspicacité et la hauteur de ses idées.

de l'éloquent auteur du Traité médico-philosophique sur l'aliénation mentale (1).

C'est, muni des préceptes de cet homme habile, de ceux des praticiens qui marchent aujourd'hui sur ses traces, et de ceux aussi des médecins les plus célèbres de l'antiquité, que nous allons nous occuper de faire connaître les règles de traitement applicables aux aliénés mélancoliques.

RÈGLES DE L'HYGIÈNE APPLIQUÉES AU TRAITEMENT DE LA MÉLANCOLIE.

Les moyens de l'hygiène, si efficaces par eux-mêmes dans le traitement des maladies, et surtout des maladies mentales, sont encore nécessaires au succès des autres moyens de la médecine, et doivent toujours les précéder et les accompagner : c'est pour cette raison que nous les exposons les premiers.

(1) Il faut que le docteur *Spurzheim* ait l'*organe* de l'impudence et de la calomnie bien prononcé, pour avoir osé, et avec un ton si virulent, reprocher à cet auteur de recommander *l'opium, le camphre en grandes doses, le moxa, l'immersion subite dans de l'eau froide et des saignées copieuses, pour la fureur indompptable, l'irascibibilité excessive et la férocité aveugle......* (Observations sur la folie, p. 300.) Une aussi violente thérapeutique est fort éloignée de la doctrine médicale de M. *Pinel*, et ne se rencontre dans aucun de ses écrits.

Au reste, ces grossiers mensonges paraissent très-familiers au docteur *Spurzheim*, car, à la page 301 de l'ouvrage cité, il ne rougit pas d'attribuer à M. *Esquirol* le précepte absurde d'accumuler sur le même individu *les bains tièdes, les bains de surprise, les douches, les effusions d'eau froide, la glace appliquée à la tête, les lavemens, les évacuans, les narcotiques, les sétons, les moxas, le cautère actuel, les ventouses, les vésicatoires, les frictions irritantes, les frictions mercurielles, la machine rotatoire,* etc. Il fallait toute la mauvaise foi du docteur *Spurzheim*, pour accuser M. *Esquirol* d'avoir conseillé un aussi monstrueux assemblage de moyens de traitement chez le même malade. (Un de mes amis, M. *Falret*, a fait une réfutation judicieuse de cet ouvrage du docteur *Spurzheim*, laquelle doit paraître dans le prochain n.º (n.º 180) de la *Bibliothèque médicale.*)

L'air atmosphérique, les climats, les saisons, sont des choses *préor-
données*, et que le médecin ne peut changer à volonté pour prévenir
les maladies ou guérir celles qui existent ; mais on peut rendre en
quelque sorte ces choses *disponibles* par les migrations, ou en diminuer l'influence par des moyens qui sont du ressort de l'hygiène.

Ainsi les personnes atteintes de mélancolie, qui vivent sous des
climats favorables au développement de cette affection, tels que ceux
où les alternatives d'une chaleur et d'un froid excessifs sont très-
fréquentes, ou dont l'atmosphère humide et couverte de brouillards
ne laisse presque jamais passer les rayons du soleil, comme en Angleterre, en Écosse, en Hollande, etc., ces personnes, dis-je, feront
bien de changer de pays, et d'aller chercher une autre demeure sous
un ciel plus heureux (1). C'est avec raison, dit *Hoffmann*, que les
anciens appelaient l'air *l'aliment occulte de la vie*.

Bien peu de mélancoliques peuvent entreprendre des pérégrinations lointaines ; et la plupart sont forcés de rester soumis à l'empire
du climat qu'ils habitent. Cependant, s'il est au-dessus du pouvoir de
l'homme de changer la nature, comme nous venons de le dire, il
ne lui est pas impossible d'en amoindrir les influences nuisibles.

Pour arriver à ce résultat, les habitations devront être disposées

-----

(1) Les anciens avaient des régions favorites où ils faisaient leurs excursions,
dans la vue de rétablir leur santé ; tels étaient les îles Canaries, appelées *îles
fortunées*, à cause de la constante sérénité de leur ciel, de la fertilité de leur sol ;
les beaux climats d'Athènes, d'Alexandrie ; les riches contrées de Mantoue ; la
délicieuse vallée de Tempé, et autres lieux non moins célèbres par leur sa-
lubrité.

Cicéron dit lui-même (lib. de cl. orator, cap. 15) qu'il parvint à améliorer sa
santé par ses voyages en Grèce et en Asie.

Ces régions, pour la plupart aujourd'hui sauvages et désertes, ne présente-
raient plus les avantages qu'elles offraient autrefois. Mais l'Italie et la France ont
des sites qui feront toujours les délices de leurs habitans ; et où le sombre Anglais est trop heureux de venir chercher un remède contre les noires idées
dont il est sans cesse tourmenté au milieu de son île brumeuse.

de manière à éviter les rayons brûlans du midi dans la saison estivale des pays chauds, et à se soustraire à la rigueur des vents glacés dans la saison hibernale et dans les autres temps de l'année où soufflent ces vents funestes. En général, dans les contrées où la chaleur est excessive, les ouvertures des maisons devront être percées du levant au couchant.

L'air très-sec, chaud, humide, stagnant ou sombre, est également à éviter pour les personnes mélancoliques ou disposées à l'être. L'air frais, renouvelé, vif sans être sec ; celui enfin dont on jouit dans une campagne cultivée et d'une végétation abondante, leur sera le plus favorable. Les feux ouverts, lumineux, ne répandant qu'une chaleur tempérée ; un éclairage pur, brillant, ne donnant ni odeur, ni fumée, ni vapeur débilitante, sont aussi des précautions utiles à prendre pour ces mêmes personnes.

Les vêtemens des mélancoliques devront être en rapport avec les diverses saisons de l'année et les variations diurnes de l'atmosphère, lesquelles sont quelquefois périodiques. Qu'ils soient libres, aisés, propres à maintenir la chaleur ordinaire du corps dans un degré modéré, à conserver la transpiration sans l'exagérer, ni favoriser la sueur.

Les lits doivent être disposés d'après les mêmes principes.

Les bains tièdes et de courte durée seront, dans le même cas, d'un usage salutaire, excepté cependant pour les personnes d'un tempérament mou, lymphatique.

Il est en général convenable aux personnes atteintes de mélancolie, surtout si la mélancolie tient à une disposition constitutionnelle, de ne faire usage que d'alimens doux et de facile digestion, pris principalement parmi les herbes potagères et les fruits qui entretiennent la liberté du ventre. *Alexandre de Tralles* recommande aux mélancoliques, pour nourriture, les animaux volatiles et aquatiques dont la chair est blanche et douce. Les vins légers, les vins blancs sub-amères, la petite bière, les eaux minérales contenant une petite quantité d'acide carbonique ou de carbonates alcalins, sont les boissons les plus appropriées à leur état.

Tout ce qui est éliminé de notre corps, selon les lois de la nature, ou à l'aide d'une cause étrangère, soit imprévue, soit produite par l'art, est d'une considération très-importante dans l'hygiène des mélancoliques.

Chez eux il faudra favoriser la transpiration, en ayant soin de ne point la porter jusqu'à la sueur; entretenir la liberté et la régularité des évacuations-intestinales; ne point troubler l'ordre des excrétions habituelles périodiques nécessaires à l'entretien de la santé, telles que le flux hémorrhoïdal, les menstrues, la leucorrhée, quand elles ne sont pas excessives, et qu'elles sont devenues, pour ainsi dire, une nouvelle fonction dont il faut que la nature s'acquite pour conserver son équilibre. On devra aussi se donner de garde de supprimer les évacuations purulentes chroniques, telles que celles des cautères, des ulcères naturels, des divers exanthèmes cutanés, ou ne le faire que dans les cas prévus et en observant toutes les précautions à prendre pour changer, détourner, ou supprimer une sécrétion habituelle, une humeur nuisible. En négligeant l'observance de ces préceptes, qui ne sont pas d'ailleurs d'une utilité exclusive aux mélancoliques, on s'exposerait à voir la mélancolie prendre un caractère plus fâcheux, ou récidiver si on était parvenu à la guérir.

De tous les moyens hygiéniques convenables aux mélancoliques, il n'en est point de plus salutaire que l'exercice, surtout l'exercice soutenu par un intérêt, et dirigé vers un but déterminé.

L'exercice du cheval, par les effets qu'il produit sur les viscères de l'abdomen, par l'attention qu'il exige et qu'il soutient dans les allures actives, est préférable à tout autre.

Les voyages, tant de mer que de terre, sont principalement très-avantageux aux mélancoliques sous le rapport du mouvement, sous celui de l'intérêt et des impressions variées qu'ils font naître.

Le durée du sommeil et de la veille mérite aussi une considération particulière dans le traitement de la mélancolie.

' Les mélancoliques étant très-souvent tourmentés par des insomnies très-opiniâtres, on devra chercher à leur procurer le sommeil.

Les anciens ont proposé divers moyens très-ingénieux pour faire
cesser ces fatigantes insomnies. *Arétée* conseille le balancement du
vaisseau sur les ondes, le bruit monotone des rivages de la mer, le
doux murmure des eaux, le léger bourdonnement des vents, la mélodie des instrumens de musique (1). *Celse* (2) et *Cœlius* (3) re-
commandent de fixer l'attention des malades en établissant près
d'eux une petite cascade d'eau. Le premier prescrit encore de les
balancer dans des lits suspendus.

On a aussi employé, pour provoquer le sommeil, des onctions,
des frictions, des boissons narcotiques.

Mais si le sommeil est nécessaire aux mélancoliques, son excès
ne leur est pas moins nuisible : ainsi il faudra ne pas leur permettre
de s'y trop livrer, ni de rester trop long-temps dans le lit, comme
tant d'entre eux y sont enclins.

L'hygiène mentale des mélancoliques consiste à éviter tout ce qui
peut favoriser la concentration des idées, le recueillement douloureux de l'âme, et à rechercher et faire naître les circonstances propres à détourner l'esprit de son penchant à la méditation. Nous
reviendrons sur ces principes quand nous en serons au traitement
mental.

TRAITEMENT PHYSIQUE.

Le traitement physique; lorsqu'il est secondé par l'observance des
lois de l'hygiène, a, dans le plus grand nombre de cas, la plus grande
part à la guérison des maladies de l'esprit; car, si le plus souvent les

(1) De Morb. acutor. curatione lib. 1 , cap. 1 , Curatio phreniticorum.
(2) Lib. 3, cap. 2 , sect. 7.
(3) Morbor. chronicorum lib. 1 , cap. 5. De furore sive insaniâ, quam Græci
μανίαν vocant. (Edidit *Haller*, Lausannæ 1774.)

aliénations mentales ne font explosion qu'à l'occasion de quelque affection vive de l'âme, fréquemment aussi elles reconnaissent pour cause
disposante et principale un trouble physique plus important à com-
batre que l'affection mentale, qui, après avoir parcouru ses périodes,
disparaît ordinairement d'elle-même quand la santé du corps est rétablie : *Corpus sanum, hospes animæ est, ægrum ergastularius* (1).
Lors même que l'aliénation est exclusivement produite par une affection
de l'âme, les moyens physiques sont encore la partie principale du traitement, si l'on fait attention qu'il est une foule de circonstances où
le médecin, quelle que soit sa logique, n'a aucune prise sur l'esprit
des malades. D'ailleurs, il est d'observation que les aliénations dont
le pronostic est le plus favorable, sont celles qui ont été précédées
de quelque dérangement des fonctions vitales de l'économie, pourvu
que ce dérangement ne soit pas au-dessus des ressources de l'art.
L'expérience, au reste, confirme cette opinion : dans les grands établissemens publics d'aliénés, on guérit aujourd'hui beaucoup de malades, et cependant le traitement mental n'y joue qu'un très-faible
rôle.

Nous sommes loin toutefois de vouloir dépriser le traitement
mental : ses succès, quoique incomparablement moins nombreux que
ceux du traitement physique, n'en sont pas moins réels; ils ont été
signalés dès la plus haute antiquité, et principalement dans ces derniers
temps, par MM. *Pinel* et *Esquirol.*

Moyens externes.

Parmi les moyens thérapeutiques qui agissent à la surface du corps,
il n'en est point qui ait joué un plus grand rôle que l'eau dans le traitement des maladies mentales.

L'eau a été mise en usage extérieurement à toutes sortes de température et de toutes sortes de manières. Elle a été employée en bains,
en affusion, en douches, etc.

---

(1) F Baco, *loc. cit.* t.

Le bain de surprise était vanté chez les anciens comme spécifique de la mélancolie amoureuse.

Le saut de Leucade surtout jouissait d'une grande renommée, comme remède contre cette maladie. Les mélancoliques venaient en foule des quatre parties du monde pour se précipiter du sommet de ce promontoire. On sait que la célèbre Sapho, dans l'espoir de se guérir de sa folle passion pour l'ingrat Phaon, qui l'avait abandonnée, fit ce terrible saut, et trouva le trépas au fond des abîmes de la mer Ionienne.

Il ne faut pas remonter bien haut pour voir le bain de surprise prôné et mis en usage par les médecins, même les plus recommandables, dans le traitement du délire. *Boerhaave* dit que c'est un remède souverain. *Præcipitatio in mare, submersio in eo continuata, quamdiù ferri potest, princeps remedium est.* (Aph. *de maniâ*, §. 1123.)

Cette méthode de traitement, toute barbare et toute périlleuse qu'elle est, jouit encore aujourd'hui d'un grand crédit auprès du peuple. Quelques guérisons qu'elle a par hasard opérées ont suffi pour faire son triomphe. En effet, le bain de surprise, en produisant une vive perturbation physique et morale, a, dans quelques circonstances fort rares, été à l'avantage des malades, mais bien plus souvent lui a été funeste. «Lorsque je l'entends prescrire, s'écrie avec indignation le docteur *Esquirol*, j'aimerais autant qu'on donnât le conseil de précipiter les aliénés d'un troisième étage, parce qu'on en a vu quelquefois guérir après avoir fait une chute sur la tête. »

Ce n'est pas sans étonnement que j'ai vu le docteur *Fodéré*, dans son *Traité du Délire*, préconiser de nouveau ce moyen, et aller jusqu'à recommander de tenir le malade plongé dans l'eau assez long-temps pour produire une asphyxie complète. Le professeur de Strasbourg abuse un peu de cette sentence d'*Hippocrate* : Ἐς δὲ τα ἐσχατα νσσήματα, αἱ ἐσχαται θεραπήιαι....... Le remède qu'il veut remettre en vigueur est plus dangereux que le mal qu'il se propose de guérir. A la vérité, *Celse* a dit : *Satius est... anceps auxilium experiri, quàm nullum :* mais cet auteur ne prétend pas par là qu'il faille pour ainsi dire jeter au sort le salut ou la mort des malades.

Le bain calme, à la température du corps, convient généralement dans la mélancolie : il diminue le sentiment de chaleur intérieure dout se plaignent beaucoup de mélancoliques, et favorise les fonctions sécrétoires et excrétoires. Son usage cependant doit être interdit aux personnes d'une constitution molle et lymphatique, si ce n'est dans quelques cas particuliers, et alors même il devra être de courte durée. Les bains froids sont rarement utiles ; ils ne doivent être employés que chez les jeunes gens forts et vigoureux, pour abattre l'effervescence et la fureur dont ils sont agités; et l'on doit les prolonger jusqu'à ce que les symptômes d'excitation aient disparu.

Les affusions froides sur la tête ont été recommandées par *Celse.* Elles sont avantageuses dans la mélancolie avec fureur.

Les douches remplissent à peu près le même but que les affusions, principalement les douches en pommes d'arrosoir ou à jet multiple ; elles paraissent néanmoins avoir un degré d'efficacité de plus, à cause de leur force de percussion, qui est toujours en raison directe de l'élévation du réservoir d'eau, de sa quantité, de la hauteur du tube destiné à laisser échapper le liquide, et du diamètre de son ouverture inférieure.

La douche ne doit être donnée qu'à jeun et pendant quelques secondes, ou deux ou trois minutes au plus (1). Il serait souvent impossible aux malades de la supporter plus long-temps sans qu'il n'en résultât des inconvéniens plus ou moins graves.

(1) Le docteur *Fodéré* prétend qu'elles doivent être prolongées pendant quinze à vingt minutes ; mais dans les établissemens d'aliénés les mieux dirigés, on regarde cette durée comme excessive, et même dangereuse. Le docteur *Esquirol,* qui a poussé l'amour de la science jusqu'à se soumettre lui-même à l'épreuve de la douche pour en connaître les effets primitifs d'une manière exacte, dit qu'il lui aurait été impossible de rester soumis à l'expérience au delà de trois minutes au plus.

C'est particulièrement quand la région céphalique est le siége d'un afflux sanguin que ces moyens doivent être mis en usage.

Les applications sur la tête, de glace, d'eau froide, d'oxycrat, aidées en même temps par des pédiluves chauds et stimulans, ont été quelquefois très-utiles dans les mêmes circonstances.

Quant aux *merveilles* du magnétisme, si pompeusement annoncées par les partisans du *merveilleux* dans le traitement des maladies mentales, elles ne se sont point montrées aux yeux des expérimentateurs sincères et libres de prévention.

L'électricité et le galvanisme n'ont pas eu des résultats plus avantageux ni mieux constatés.

Moyens internes.

Chez les anciens, l'ellébore était le médicament le plus renommé dans le ████ement des maladies mentales : c'était le remède par excellence, surtout dans la mélancolie (1).

L'ellébore qu'ils importaient de l'île d'Antycire était préféré à tout autre.

Il en existait deux espèces, l'ellébore blanc et l'ellébore noir, qu'ils employaient dans des circonstances différentes; mais, il n'est pas toujours aisé de distinguer, dans leurs écrits, de laquelle de ces deux espèces ils veulent parler, quand ils n'ajoutent pas, au mot ellébore, l'épithète *blanc* ou *noir* (2).

_____

(1) La célébrité du pouvoir de ce végétal contre les maladies de l'esprit était telle, que les anciens disaient, pour exprimer l'état d'un homme en délire, ou qui a eu le délire : *il a besoin d'ellébore*, ou *il a passé par les ellébores*, comme aujourd'hui; d'un siphilitique, ou de quelqu'un qui a eu la siphilis, on dit : *il a besoin de mercure*, ou *il a passé par le mercure.* Quelquefois aussi, par métonymie, les poëtes disaient, pour marquer le bon sens ou l'extravagance d'un homme : *Antycira non eget* (JUVÉNAL); *Antyciras navigat* (HORACE).

(2) L'ellébore portait divers noms. Les Grecs l'appelaient ιλλεβορος ou ιλλεβορος

Celse recommande l'ellébore blanc, qui était moins actif, dans le délire exclusif gai, parce que ce délire est ordinairement moins grave; tandis que, dans le délire exclusif avec tristesse, qui porte toujours, selon ce célèbre médecin, un caractère plus fâcheux et plus opiniâtre, il prescrit l'ellébore noir, comme étant plus énergique.

L'emploi de l'ellébore, surtout de l'ellébore noir, à cause de la violence de son action, n'était pas sans danger pour les malades, comme l'indique cet aphorisme d'*Hippocrate* : Σπασμος εξ ελλεβορυ θανασιμος.

La racine d'ellébore était ordinairement employée sous forme d'infusion, combinée avec d'autres substances qui servaient à en émousser l'activité.

Le berger Mélampe, au rapport de Pline l'ancien, guérit la mélancolie des filles du roi Prœtus, en leur faisant boire le lait de ses chèvres ou de ses brebis qu'il avait nourries avec de l'ellébore (1).

En vain quélques praticiens modernes ont voulu revenir à ce médicament, qu'à bon droit on a généralement proscrit de la médecine de l'homme, et relégué à celle des animaux; leur exemple est peu imité.

---

les Latins le nommaient *helleborus*, *veratrum*, *melampodium*. Plusieurs médecins modernes pensent que ces diverses appellations indiquaient autant d'espèces différentes. *Lorry* croit que *veratrum*, sans épithète, se prenait toujours, chez les Latins, pour l'*ellébore blanc*, et *melampodius* ou *melampodium*, pour l'*ellébore noir*. Quant aux dénominations *helleborus*, *helleborum*, *helleborine*, on est plus indécis; cependant les auteurs s'accordent, le plus généralement, à les regarder comme désignant l'*ellébore blanc*. Selon M. le professeur *Pinel*, le mot *ellébore* seul signifie chez les Égyptiens *ellébore noir*, et chez les Grecs, *ellébore blanc*. (Voyez dans l'Encyclopédie méth., les art. *ellébore*, *elleborisme*.)

(1) Caii Plinii secundi Historia naturalis, lib. 25, cap. 5.

Le poëte Callimaque dit que ce berger, qui passait pour un devin et un médecin célèbre, opéra cette guérison dans une petite ville de l'Arcadie nommée *Lussa*, où *Prœtus*, en reconnaissance de ce bienfait, éleva un temple à Diane, sous le nom de Ημερη. (Callimaque, hymne 5, traduction française de J. B. Gail.)

R. Mead, *Lorry* et *Le Camus* ont préconisé l'ellébore dans leurs écrits : ce dernier, dans la *Medecine de l'esprit*, le décore du beau titre de *Spécifique de la folie idiopathique* : il cite, pour en prouver l'efficacité, l'observation d'une femme de quarante ans, sujette depuis plus de dix ans à une folie périodique qui, après avoir résisté à toutes sortes de remèdes, céda enfin à l'emploi de l'ellébore pris en infu-sion, qui la fit vomir, et lui procura une guérison certaine. M. le pro-fesseur *Hallé*, sur un fait analogue, a aussi, dans un savant mémoire, vanté les bienfaits de l'ellébore. M. *Jacquelin-Dubuisson*, médecin d'un établissement particulier d'aliénés, dit également avoir obtenu de très-bons effets de l'usage de l'ellébore. Mais quelle conclusion générale tirer d'un si petit nombre de faits?

Puisque l'on convient que c'est en produisant une forte purgation, que ce médicament est efficace, manquons-nous d'autres moyens moins dangereux pour produire le même effet? Qu'est-ce qui nous démontre que, dans les cas où on a guéri la mélancolie par l'ellébo-risme, on n'eût pas eu les mêmes succès en employant d'autres médications purgatives, et qui auraient moins exposé les jours des malades? L'expérience parle en faveur de ce doute; car les médecins les plus versés dans la médecine pratique des aliénations mentales regardent les purgatifs comme un moyen très-efficace dans un grand nombre de cas.

Cullen et M. *Pinel* conseillent les légers laxatifs, ou des purgatifs plus ou moins énergiques, afin de faire cesser la constipation, assez ordinaire aux mélancoliques, et d'opérer en même temps une déri-vation de l'excitation cérébrale. Ce dernier a observé qu'une simple décoction de chicorée, tenant en dissolution un sel purgatif, suffisait souvent pour prévenir les accès de délire, particulièrement quand ils sont périodiques, et annoncés par la constipation et une sensibilité extrême du conduit intestinal.

Le choix des purgatifs, dit le docteur *Esquirol*, n'est pas indifférent : il faut préférer tantôt les drastiques, tantôt les vermifuges, tantôt les purgatifs doux.

Mais comme on abuse de tout, on a abusé des purgatifs ; et les partisans de la *médecine humorale*, ne voyant dans la mélancolie qu'une maladie produite par les ravages de la bile, de l'atrabile, de l'humeur mélancolique, ne connaissaient d'autres remèdes que les *purgantia*, qu'ils prodiguaient à pleines mains.

Les lavemens un peu irritans, et surtout les vomitifs, ne doivent pas être oubliés : ils conviennent principalement dans la mélancolie caractérisée par une grande nonchalance, l'aversion pour le mouvement, et la lenteur dans toutes les fonctions (1).

Lorsque dans l'aliénation mentale, de quelque espèce qu'elle soit, l'excitation cérébrale est très-forte, M. *Pinel* dit avoir obtenu des résultats favorables de la mixture du docteur *Perfect*, ainsi composée : camphre 50 grains, sucre 6 à 8 onces, vinaigre chaud 12 onces. En effet, le camphre, qui entre dans cette formule, est un de nos meilleurs sédatifs connus ; mais comme cette mixture est fort désagréable au goût, le même praticien y substitue ordinairement une emulsion édulcorée et opiacée, qu'il assure produire des effets encore plus certains et moins variables.

_____

(1) On a, dans ces derniers temps, ajouté au traitement des aliénés une machine très-propre à favoriser toute espèce d'évacuation. Cette machine, dite *rotatoire*, inventée par *Darwin*, consiste en un fauteuil fixé d'une manière mobile à un axe perpendiculaire, autour duquel on le fait tourner avec plus ou moins de vitesse au moyen d'une manivelle cachée aux yeux du malade. J'ai vu, dans le cabinet du docteur *Esquirol*, une imitation en petit de cette machine. Les malades soumis à son usage sont presque toujours pris, par haut et par bas, d'évacuations très-abondantes, ce qui devient avantageux pour ceux qui se refusent obstinément à prendre toute espèce de médicamens. Mais aussi son action va quelquefois plus loin que le but désiré ; elle jette dans une grande faiblesse ; amène la syncope ; d'autres fois donne lieu à des attaques imminentes d'apoplexie, à des épistaxis inquiétans, et expose à des accidens fâcheux, même mortels. Ces inconvéniens sont cause que cette machine est peu employée : cependant, de l'Angleterre elle a déjà passé à Berlin, à Genève, et même à Saint-Pétesbourg. l'hospice des Antiquailles, où sont reçus les aliénés de Lyon, en possède aussi une.

L'électuaire de quinquina opiacé du docteur *Fériar* est avantageux dans la mélancolie avec atonie générale.

Les anciens faisaient un grand usage des narcotiques.

Les Egyptiens, au rapport de *Prosper Alpin*, employaient toujours une espèce de suc qu'ils nommaient *affion* (1), dans la vue de
dissiper leurs idées mélancoliques. L'administration de ce remède
était suivie d'une grande hilarité, d'une garrulité inépuisable : on s
croyait transporté dans des jardins, des vergers fleuris, où toutes
les délices champêtres paraissaient réunis.

Cet usage fréquent de l'opium finissait par rendre paresseux, lourd,
assoupi, et presque stupide. L'auteur de la *Médecine des Egyptiens*
cite cependant, d'après *J. J. Manne*, trois observations qui font voir
que l'abus même de ce narcotique ne produisait pas constamment
des effets débilitans : la première est celle d'un homme qui, habitué
à l'usage de ce suc, n'en était pas moins très-remarquable par son
extrême agilité : dans la seconde, il s'agit d'un individu tombé dange-
reusement malade parce qu'il manquait d'opium, auquel il était
accoutumé, et qui fut rappelé à la santé par celui que lui procu-
rèrent des voyageurs de l'équipage du vaisseau sur lequel il était
monté. Le troisième cas est analogue à celui-ci (2).

Lazare Rivierre vante les bons effets du laudanum opiacé dans la
mélancolie : il rapporte un exemple de cette maladie compliquée
d'hypocondrie et d'hystérie, où il a réussi par ce moyen, tous les
autres ayant échoué.

Le docteur *Odier*, dans ses Extraits de l'ouvrage de *Masson-Cox*,
sur les aliénations mentales, consignés dans la Bibliothèque britanni-
que, dit avoir guéri une mélancolie profonde par l'opium, porté gra-
duellement jusqu'à 3o grains, avec égale quantité de musc (3).

(1) Μηχανίον ou οπιον des Grecs, *suc de pavot.*
(2) P. *Alpini* de Medecinâ Ægyptiorum. lib. 4, cap. 2, de medicamentis ab
Ægyptiis animæ grata usitatis, etc.
(3) Bibl. britan., 11.ᵉ année, 1806; 2.ᵉ extrait, p. 244.

Toutefois, comme l'expérience des anciens et celle des modernes démontre que l'administration de l'opium n'est pas toujours sans danger, on doit être très-réservé et très-prudent dans son usage, et ne l'employer qu'avec beaucoup de précautions, dans certains cas déterminés, soit pour calmer les insomnies, soit pour diminuer pendant la veille l'excitation cérébrale (1).

Cullen ne le conseille que lorsque la mélancolie approche beaucoup de la manie.

Le bezoard (oxyde d'antimoine) a été administré avec succès par *Zacutus Lusitanus*, dans une affection mélancolique profonde.

Le lait est considéré par *Lorry* comme un médicament très-avantageux dans le traitement de la mélancolie. Mais *Le Camus* et *Cabanis* le regardent au contraire comme produisant à la longue cette même maladie, pour peu qu'on y soit disposé. J'ai quelques raisons de me ranger de l'avis de ces derniers.

Quelques médecins conseillent l'eau froide à grandes doses, à l'intérieur, dans la mélancolie-suicide.

Des philosophes un peu moins *hydrophiles* ont célébré le pouvoir de Bacchus pour chasser les sombres vapeurs de la mélancolie. *Dissipat Evius curas edaces* (HORACE.)

Le chantre joyeux de Théos, l'aimable Anacréon, si savant dans l'art d'être heureux, disait :

Οταν πιω τον οινον,
Ευδουσιν αι μεριμναι
(Ωδη ΚΕ.)

Si de tout temps la saignée a été en médecine d'un usage routinier et banal, c'est surtout dans les aliénations mentales que son empire s'est étendu d'une manière effrayante.

(1) L'opium, par sa double propriété d'affaiblir le système nerveux et d'exciter le système circulatoire, ne doit être employé que dans des circonstances urgentes et avec la plus grande prudence, chez les personnes pléthoriques et sujettes aux congestions sanguines cérébrales.

24

Poursuivant l'*atrabile* jusque dans le sang, les humoristes exclusifs firent couler à grands flots ce fluide précieux, dans la vue
d'expulser ou d'affaiblir ce prétendu hôte redoutable, moins à craindre assurément que la lancette meurtrière de ceux qui lui livraient
la guerre à toute outrance.

Ainsi, *Galien* et les sectateurs de sa doctrine humorale, qui trou-
vaient les causes de toutes les maladies dans des *humeurs peccantes,*
un *sang impur* dont il fallait purger l'économie, faisaient continuellement retentir les écoles des *missiones sanguinis :* il fallait éliminer
tous ces *principes morbifiques,* tous ces *ennemis de la santé* qu'ils avaient
reconnus dans le sang, ou plutôt tous ces êtres fantastiques qu'avait
créés leur imagination.

Selon l'illustre chef de cette secte fameuse, on devait *verser le
sang mélancolique répandu dans toutes les veines du corps* (1) :

Alexandre de Tralles, son fidèle disciple, donne le même précepte ;
il veut qu'on évacue *cette humeur viciée et corrodante qui offense
le cerveau* (2).

On doit être étonné de voir *Celse* faire aussi un précepte général
de la saignée dans la mélancolie ; cependant, ce médecin souvent
si judicieux, plus sobre que les galénistes dans l'emploi de ce moyen,
reconnaissait au moins des circonstances où le praticien doit s'en
abstenir (3).

Le célèbre *Arétée* montre bien plus de réserve dans l'usage de la
saignée : il la défend très-expressément dans la plupart des cas ; il
ne la permet que chez les sujets jeunes, et qui sont attaqués de
la mélancolie au printemps : alors, dit-il, *vena in dextro cubito
media cædenda est, ut à jecore sit opportunum effluvium...,* encore

---

(1) De locis affectis, lib. 3 , cap. 7.

(2) *Alex. Tralliani* de arte medicâ, lib. 7 , cap. 17.

(3) *C. Celsi* de Re medicâ, lib. 3 , cap. 2, sect. 7, p. 180 (edente *Pariset*).

ne veut-il qu'on m'en soustraie qu'une petite quantité : *nam , etsi : crassus , et biliosus , et concretus , et ater qualis amurca , sanguis est nihilominùs ipse naturæ præsidium et alimentum.*

Boerhaave , quoique imbu des théories humorales de *Galien ,* est bien loin de prodiguer le sang des aliénés : comme *Arétée ,* il n'en permet la soustraction que chez ceux qui sont furieux, pléthoriques , jeunes et forts.

Cullen lui-même , à qui on ne reprochera pas d'être trop avare de sang, dit que la saignée est rarement utile dans la mélancolie.

La sage conduite de ces derniers , est celle que tiennent aujourd'hui les médecins éclairés et dégagés de tout esprit de système , et particulièrement M. le professeur *Pinel ,* ce Condillac de la médecine, qui, portant dans la science sublime de l'homme le flambeau de l'analyse et de la philosophie, est parvenu à la dégager des erreurs qui la dégradaient.

Ce praticien, si versé dans l'étude des maladies mentales, ayant remarqué que l'usage des saignées jetait souvent les malades dans une hébétitude physique et morale quelquefois incurable, ou qui au moins retardait dans bien des cas leur guérison , en les exposant à diverses affections, telles que le scorbut, la leucophlegmatie , etc., ce praticien, dis-je , d'après ces remarques, a toujours été en garde contre ce traitement sanguinaire et perturbateur. Heureux ! si tous les médecins, à son exemple, excluant dans l'exercice de leur art, tout esprit de prévention, ne se dirigeaient que d'après l'observation de la nature !

La saignée produite par des sangsues a des applications bien plus sûres et bien plus souvent efficaces ; c'est lorsqu'il s'agit de provoquer ou de rétablir une évacuation sanguine , retardée ou supprimée , telle que l'écoulement du flux menstruel et hémorrhoïdal ; alors , on applique des sangsues à la vulve où à l'anus ; et ce moyen seul a suffi , dans beaucoup de cas, pour guérir entièrement le malade de son aliénation.

Dans quelques mélancolies, lorsqu'elles étaient accompagnées de congestion cérébrale, on s'est très-bien trouvé de l'application des sangsues derrière les oreilles ou aux tempes.

TRAITEMENT MENTAL.

Le traitement mental, dont les heureux effets ont été si bien mis en évidence par quelques médecins de l'antiquité, et dans ces derniers temps, par les docteurs *Pinel* et *Esquirol* (1), n'a pas la même influence dans toutes les affections mélancoliques : il est aisé de sentir que son efficacité doit être bien plus grande, lorsque la mélancolie est produite par une cause mentale, que lorsqu'elle est l'effet de la réaction sympathique de quelque trouble physique sur le cerveau ; car, si les affections de l'âme jouent un aussi grand rôle dans la production du délire, elles n'en remplissent pas un moins important dans leur traitement : « une passion violente, dit Charles Bonnet, fait taire toutes les affections qui ne sont pas elles » (œuv. d'hist. nat. et de philosoph., t. 6, essai sur les facultés de l'âme.)

Pour administrer le traitement mental, il faudra donc savoir bien distinguer ces deux cas.

Mesures premières, nécessaires au succès du traitement mental.

Un des premiers soins à donner aux mélancoliques, c'est de les isoler.

L'isolement des aliénés est une condition sans laquelle le traitement le plus rationnel deviendrait presque toujours infructueux. En effet, puisque c'est ordinairement au sein de leur famille, de leurs amis, de leur connaissances, que les mélancoliques puisent leur mal, les laisser

---

(1) Voyez l'excellente dissertation de ce dernier sur les passions considérées comme causes, symptômes et traitement de l'aliénation mentale.

environnés d'objets qui ne serviraient qu'à alimenter leur crainte, leur douleur, leur haine, etc., ce serait opposer une barrière presque insurmontable aux succès du traitement ; ce serait exposer les malades à ne jamais guérir.

On doit donc, dès qu'on est appelé auprès d'un aliéné, le faire transporter hors de son habitation, le plus loin possible des lieux où il a contracté son délire, et le placer, soit dans un local particulier, soit dans une maison commune, destinée au traitement des maladies mentales (1).

Dans une telle maison, le médecin jouissant d'une autorité absolue sur le malade et sur ceux qui le servent, se fait mieux obéir ; ses prescriptions sont mieux suivies. L'aliéné, ne voyant plus autour de lui ses parens, ses serviteurs, esclaves de ses caprices, mais des personnes fermes, inflexibles, justes cependant, et compatissantes, est contraint de se soumettre à ce nouvel ordre de choses ; et cette habitude d'obéir, de mener une vie reglée, jointe aux nouvelles sensations qu'il éprouve, relégué dans un endroit où tout est nouveau pour lui, contribue puissamment à rétablir sa raison.

La nécessité de l'isolement souffre un petit nombre d'exceptions que nous ne faisons point connaître ici, parce qu'elles nous entraî-

---

(1) Les anciens voulaient qu'on plaçât les aliénés dans les ténèbres, afin de leur procurer le repos de l'esprit, et les empêcher d'apercevoir aucun objet dont ils pourraient s'effrayer. *Asclépiades*, au rapport de *Celse*, dit, au contraire, que de tels malades doivent vivre au milieu de la lumière, parce que les ténèbres les épouvantent. Mais *Celse*, le judicieux *Celse*, n'adoptant exclusivemsnt aucune de ces deux opinions, conseille d'essayer celui de ces deux moyens qui conviendra le mieux ; car, dit-il, il arrive quelquefois que l'obscurité plait aux uns et déplait aux autres. *Galien* était du même avis.

M. *Morichau-Beauchamp*, dans son Traité *de la nuit et de son influence sur les maladies*, prétend que toutes les aberrations du cerveau reçoivent de l'action de la lumière un surcroît d'excitation cérébrale, et qu'au contraire la privation de la lumière et l'air frais et humide de la nuit y causent une amélioration marquée.

neraient dans de trop longs détails ; mais il sera aisé à un médecin habile de les distinguer.

Les qualités du médecin ne sont pas peu importantes au succès du traitement des aliénés.

Un tel médecin doit savoir régler son air et ses manières sur ceux des malades , et selon la nature de leur délire. Tantôt il doit prendre une attitude imposante et sévère par ses gestes et par ses paroles ; d'autres fois , au contraire, ce n'est que par la douceur , la condescendance, la pitié, qu'il parvient à gagner leur confiance, à se rendre maître de leur esprit, et à pouvoir ensuite faire agir sur eux les moyens de la médecine mentale.

Le gouvernement des aliénés , doit être un gouvernement paternel: les moyens qu'il est souvent nécessaire d'employer pour réprimer leurs violences , contenir leurs mouvemens furieux , leur inspirer de la crainte , et leur faire sentir leur dépendance , doivent toujours être dictés par la raison et l'humanité.

Rien ne serait si nuisible au succès du traitement que de suivre le précepte de *Celse*, qui veut qu'on réprime les écarts de l'homme en délire par la faim, les chaînes et les coups : *ubi perperàm aliquid dixit aut facit, fame, vinculis, plagis coercendus est* (1).

Ces mesures cruelles , non moins contraires à l'humanité qu'au but qu'on se propose, doivent être, dans toutes les circonstances, bannies du traitement des aliénés. « Les aliénés, dit M. le professeur *Pinel*, loin d'être des coupables qu'il faut punir, sont des malades dont l'état pénible mérite tous les égards dus à l'humanité souffrante......» Rien n'irrite ces malheureux comme les chaînes et les mauvais traitemens ; aussi , doit-on veiller avec grand soin à ce que les gens de service ne commettent envers eux aucune brutalité.

Les médecins instruits dans l'art de gouverner les aliénés ne doivent pas être peu surpris de voir le barbare précepte de *Celse*,

___

(1) *C. Celsi* de Re medicâ, pars. 1ª, lib. 3, cap. 2, sect. 7.

que nous venons de citer, recommandé par un homme qui, pourtant, ne manque ni de lumières, ni de philanthropie.

L'auteur que nous avons dit précédemment conseiller l'asphyxie par submersion pour guérir les aliénés est encore celui qui fait l'apologie des coups de bâton et de verges pour la répression des aliénés furieux, indociles, et peu craintifs : il donne la préférence aux verges, *parce que*, selon lui, *les fous les craignent plus que les coups de bâton.*

C'est vainement que le docteur *Fodéré* croit justifier ces mesures en alléguant que *la férocité de certains maniaques est telle, qu'on ne peut la dompter que par l'emploi de la douleur.* L'expérience et la pratique des médecins aujourd'hui les plus célèbres s'élèvent contre lui.

Dans les maisons d'aliénés, situées dans la capitale et aux environs, que j'ai fréquentées, ou sur lesquelles j'ai des renseignemens positifs, on vient bien à bout de gouverner ces malheureux, quelle que soit la fureur où les jette leur délire; et cependant on n'emploie point les verges ni le bâton.

Maintenant, supposant pour un moment, avec M. le professeur *Fodéré*, l'utilité des coups, des meurtrissures, dans le traitement de certains délires furieux, qui administrera ces durs châtimens? Leur fauteur ne veut pas qu'on les laisse à la disposition des préposés, qui pourraient les employer sans nécessité, ou en pousser trop loin la rigueur. Mais, si c'est le médecin qui doit en être chargé, il se rendra odieux, et à l'infortuné innocent qu'il châtiera, et à ses compagnons d'infortune témoins de ce traitement cruel et révoltant. Comment alors obtiendra-t-il leur confiance? Comment passera-t-il à leurs yeux pour un homme humain et dévoué à leurs intérêts (1)?

_____

(1) Le traitement des aliénés est presqu'en tout comparable à l'éducation des enfans. Or, est-ce par les coups redoublés que vous corrigerez l'humeur indocile et pétulante de ces derniers? Ces brutales corrections ne font, le plus souvent, qu'aigrir et irriter le caractère de ces êtres si intéressans, qui, trop

Il existe, pour punir les aliénés, d'autres moyens avoués par la raison et l'humanité : les menaces, la douche, une réclusion sévère, le gilet de force, suffisent, dans les établissemens d'aliénés les mieux gouvernés, pour réprimer les écarts des plus indociles.

Dans ces temps d'ignorance, encore peu éloignés de nous, où l'on administrait journellement aux insensés des coups de bâton comme des remèdes spécifiques de la folie, on ne connaissait également d'autre manière de se rendre maître de leurs mouvemens impétueux qu'en les accablant sous le poids des chaînes.

Cet usage flétrissant des chaînes de fer s'est encore conservé dans quelques établissemens : il existait naguère dans le fameux *Bedlam* d'Angleterre. La manière atroce avec laquelle certains aliénés étaient traités dans cet hôpital, fait frissonner d'horreur. Il n'y avait point, dans aucune ménagerie d'Europe, de bêtes féroces dont le sort ne fût plus doux (1).

Je ne veux point anticiper sur ce que doit dire à ce sujet le docteur *Esquirol*, dans le savant et intéressant ouvrage qu'il doit bientôt faire paraître sur les hôpitaux d'aliénés. Je ne pourrais d'ailleurs en parler qu'en lui dérobant ce que ma mémoire a retenu de la lecture qu'il m'a fait de quelques-uns de ses précieux manuscrits.

---

jeunes et trop innocens pour sentir leurs fautes, sont persuadés que ceux qui, le visage enflammé de courroux, se précipitent sur eux en les accablant de mauvais traitemens, n'ont d'autres droits, pour les maltraiter ainsi, que la force et l'abus du pouvoir. De là le ressentiment, le manque de respect des enfans envers leurs parens, qui auraient pu gagner leur amitié et leur confiance par des voies tout opposées. O Rousseau, que tes sages préceptes ne sont-ils gravés dans le cœur de toutes les mères !

(1) L'histoire du malheureux *Norris*, déchiré, mutilé par l'énorme poids des machines de fer dont son cou, sa poitrine, ses mains, ses pieds étaient chargés, l'histoire de ce malheureux, dis-je, que le docteur *Esquirol* a consignée, avec une gravure, dans son ouvrage sur les hôpitaux des aliénés, fera douter dans quel siècle nous sommes ; et on ne pourra croire qu'un tel fait se soit passé dans la capitale même de la Grande-Bretagne. Ce n'est que depuis deux ans que le parlement a aboli l'usage des chaînes de fer dans les hôpitaux d'aliénés.

Le *gilet de force* et les liens formés de forts tissus suffisent pour contenir les aliénés les plus furieux. Il est peut-être cependant quelques cas d'exception à cette règle.

Ainsi j'ai vu, par exemple, à l'hospice de Charenton, au mois de mai 1816, un jeune aliéné, de vingt-quatre à vingt-cinq ans, doué d'une force si prodigieuse qu'il déchire, brise toutes les machines employées pour le contenir : le corset, les cordes, les menottes mêmes, il s'en affranchit avec une facilité incroyable. Sans autres instrumens que ses mains ; il dépave sa loge ; fait des jours à la muraille, laquelle est bâtie en pierres de taille ; descelle les barreaux de fer de sa croisée, etc, etc ; et tout cela, dit-il, c'est son passe-temps ; c'est un jeu pour lui. Il n'use de sa force athlétique que pour se mettre en liberté quand on veut le retenir enfermé, ou qu'on lui impose des machines en fer ; car il n'aime pas *tout ce qui sent le cachot et le forçat*. Il se soumet de bon gré au corset, pourvu qu'on le laisse errer dans les cours ; alors il se livre à sa gaîté naturelle avec ses compagnons d'infortune, sans chercher à exercer aucun acte de violence (1).

Moyens immédiats du traitement mental de la Mélancolie.

Il en est des maladies de l'esprit comme des maladies du corps ; les moyens les plus efficaces pour les guérir sont ceux que l'on peut appliquer à la source même du mal.

C'est donc à la source de la mélancolie qu'il faut remonter pour la bien traiter. Mais, pour arriver à ce but, combien ne rencontre-t-on pas souvent de difficultés ! Combien de fois le silence obstiné de certains mélancoliques ne déconcerte-t-il pas les étiologistes les plus expérimentés (2) ! Cependant lorsqu'on aura été assez heureux pour

---

(1) Ce malade est sorti de cet hospice, dans la même année, parfaitement guéri de sa manie furieuse.

(2) Cet inconvénient se fait surtout sentir dans les établissemens publics, où beaucoup d'aliénés sont envoyés par ordre de la police, et sur lesquels on ne peut avoir aucun renseignement, les parens étant inconnus.

découvrir la cause de la mélancolie, c'est là qu'on devra porter le remède. Ainsi il faudra renvoyer en son pays, à sa famille, le nostalgique; rendre à cet enfant que la jalousie a précipité aux portes du tombeau les caresses dont une mère injuste le frustrait en faveur d'un autre fils plus tendrement aimé. L'amour malheureux est-il la cause de la mélancolie, c'est alors qu'il faut souvent, pour le reconnaître, toute l'habileté dont *Hippocrate, Erasistrate* et *Galien* nous ont donné l'exemple : si nous parvenons à arracher aux malades un aveu salutaire, ou à découvrir à leur insu, par notre vigilance et notre sagacité, la passion qui fait leur tourment, il ne nous reste plus qu'à imiter la conduite des deux premiers grands hommes dont nous venons de parler. Mais que d'obstacles ne trouvons-nous pas encore à nos succès dans l'inflexibilité des parens ! L'expérience n'apprend que trop fréquemment qu'il n'est pas aisé de vaincre l'entêtement des pères et des mères, qui, sous le ridicule prétexte de *mésalliance,* sacrifient, à une vaine ostentation de naissance ou de fortune, le bonheur, la santé, et quelquefois même la vie de leurs enfans, victimes infortunées, malheureuses d'être nées de si sots parens.

Si enfin les obstacles à l'accomplissement des vœux de l'amour sont insurmontables, c'est dans ce cas surtout qu'il faudra éloigner le mélancolique des endroits témoins de son malheur ; le faire voyager ; le conduire dans de belles contrées ; varier le plus possible l'emploi de son temps ; l'exciter à quelque occupation qui lui procure de la distraction et de l'intérêt ; le conduire dans des sociétés agréables et divertissantes ; l'entraîner à des spectacles gais, et où rien ne puisse réveiller sa douleur ; le détourner de l'oisiveté et de la solitude :

> *Otia si tollas, periére Cupidinis arcus.*
>
> (Ovide.)

Le moyen le plus sûr pour ramener le calme dans son âme, serait de réussir à l'engager de nouveau dans les liens de l'amour, car *une vie sans amour,* dit l'auteur du beau Traité de la solitude, *est pour le cœur qui a aimé la mort la plus terrible.*

On a aussi employé avec succès divers stratagèmes, diverses commotions morales pour guérir les mélancoliques de leurs bizarres délires. Quelques-uns de ces moyens ingénieux méritent d'être cités, afin de servir de règles dans des cas analogues.

M. B., jeune docteur déjà recommandable dans la littérature médicale, et que j'ai eu le bonheur de connaître pendant son séjour à Paris, m'a raconté l'histoire suivante, arrivée à lui-même, d'une mélancolie guérie par un de ces stratagèmes.

M. B. était un jour rassemblé avec plusieurs de ses confrères pour disséquer un cadavre. Il s'aperçoit que le cadavre conserve encore de la chaleur. Il conseille d'en différer la dissection : son conseil n'est pas suivi, et on se met à l'œuvre. Aux premiers coups de scalpel, quelques gouttes de sang ruissellent. M. B., qui n'était que spectateur, frappé de ce phénomène (qui n'a pas lieu ordinairement après la mort), croit que le sujet n'est pas mort, et s'enfuit chez lui tout effrayé. Il tombe malade ; se met au lit ; et, pensant à la malheureuse aventure de *Valsalva*, il se représente déjà comme un coupable poursuivi par la justice, et dévoué au dernier supplice. Rien n'ayant pu le dissuader de cette idée, son frère feint d'ajouter foi au malheur dont il se plaint, mais lui dit qu'il va appeler du jugement, et employer le crédit de ses amis pour obtenir sa grâce. Aussitôt il sort de la chambre du malade ; prend la plume ; simule les pièces du prétendu jugement et la copie de la sentence qui l'absout : alors il vient le retrouver, affectant une grande gaîté, et lui fait la lecture de ces papiers. M. B., trompé par le pieux stratagème d'un si bon frère, saute à son cou transporté de joie, et est guéri.

Celse dit que l'on guérit un homme fort riche de la peur de mourir de faim, en lui assurant qu'il lui était échu des héritages, quoiqu'il n'en fût rien.

Un homme fort tourmenté de la chimérique idée que tous les flots de l'Océan étaient renfermés dans sa vessie , n'osait lâcher ses urines de crainte de se submerger lui-même avec l'univers entier : mais quelqu'un ayant eu la présence d'esprit de venir lui annoncer que toute la ville et la maison même où il logeait étaient en feu, et que s'il urinait il éteindrait l'incendie, le malade ouvrit aussitôt ses écluses, et fut guéri.

Galien et *Alex. de Tralles* rapportent que le médecin *Philotinus* détrompa de son délire un homme qui croyait ne plus avoir de tête, en lui faisant porter un bonnet de plomb, dont la pesanteur lui causa tant de douleur, qu'il fut bientôt convaincu que sa tête était encore sur ses épaules.

Un démonomaniaque refusant toute espèce d'alimens parce qu'il se croyait mort, *Forestus* parvint à le faire manger, en lui persuadant que, les morts ayant coutume de se nourrir, il devait faire comme eux. Par ce moyen , *Forestus* put lui administrer les remèdes qu'il jugea convenables, et le guérit parfaitement.

J'ai lu quelque part, que, dans un cas semblable , on poussa plus loin la ruse. On fit assembler au milieu de la nuit, dans une chambre où pouvait voir le malade , des hommes qui , jouant le rôle d'habitans de l'autre monde, se mirent à table en sa présence, et vinrent l'inviter comme un des leurs à prendre part au festin : ce qui réussit à merveille (1).

(1) Il est une infinité d'autres motifs pour lesquels les mélancoliques refusent toute espèce de nourriture : celui-ci , c'est parce que ses crimes le rendent indigne de vivre ; celui-là , c'est parce que l'existence lui est à charge : l'un craint d'être empoisonné ; l'autre ne fait qu'obéir à des voix qui lui défendent de manger, etc., etc. Beaucoup, sans avoir l'intention de se laisser périr de faim, sont d'une si grande apathie, qu'ils négligent jusqu'au soin de leur alimentation. En réunissant ces sortes de mélancoliques à la table de ceux qui suivent l'impulsion de leur estomac, il arrive souvent que, presqu'à leur insçu et par une sorte de sympathie d'exemple, ils se trouvent entraînés à les imiter. *Ad cibum quoque quosdam non desiderantes reduxerunt hi, qui inter epulantes eos collocaverunt.* (*Celsus.*) Cet excellent usage a lieu dans l'établissement justement vanté du docteur *Esquirol,*

Zacutus Lusitanus guérit l'imagination d'un jeune homme qui se croyait damné, en lui faisant apparaître la nuit un ange simulé qui lui annonça, de la part de Dieu, que ses péchés lui étaient remis.

Un homme, raconte le même auteur, s'imaginant avoir toujours froid, même pendant les chaleurs de la canicule et auprès d'un foyer très-ardent, se plaignait nuit et jour de son malheureux sort, et cherchait continuellement à se jeter dans le feu, persuadé qu'il ne pourrait se réchauffer qu'en se torréfiant des pieds à la tête. Après avoir usé infructueusement de mille moyens pour le guérir de son erreur, *Zacutus* l'enveloppa d'une peau de laine, qu'il avait imprégnée d'eau - de - vie, et y mit le feu : dès que le prétendu incalescible sentit les atteintes de la flamme stimuler vivement sa peau, il s'écria qu'il était guéri ; et depuis lors, en effet, il fut délivré de son délire (1).

---

qui a lui-même le courage de présider, comme convive, à ces bruyans banquets de la triste folie.

On ne triomphe pas toujours, par ces moyens, de l'opiniâtreté de ceux qui ont résolu de se faire périr d'inanition : on est souvent obligé d'avoir recours à d'autres expédiens : tantôt il faut les forcer d'ouvrir la bouche en leur fermant les narines, pour y introduire des alimens ; tantôt on est réduit à faire pénétrer une sonde creuse dans l'estomac pour y injecter des boissons nourrissantes ; mais quelquefois encore, *omnia sunt incassùm.*

(1) *Erasme Darwin*, dans sa Zoonomie, rapporte l'histoire d'un délire semblable survenu chez un jeune fermier du Warwickshire, à l'occasion du souhait d'une vieille qu'il surprit, pendant une nuit rigoureuse de l'hiver, faisant du bois dans sa haie. Ce jeune homme, frappé du souhait de cette misérable femme, s'imagina, dès le lendemain, éprouver toutes les rigueurs du froid, et ne pouvoir se réchauffer. Il se mit au lit, se chargea de couvertures, se couvrit le visage d'un crible, resta vingt années dans cet état, et mourut. (*Erasme Darwin*, Zoonomie, trad. sur la 3.ᵉ édit., par *J. F. Kluiskens*, t. 4, p. 80.)

Si on eût essayé, envers ce malade, le stratagème dont *Zacutus* fit un si heureux emploi dans le cas précédent, on aurait pu obtenir le même succès.

De quoi sert donc que les médecins nous aient transmis les heureux résultats de leur expérience, si nous ne prenons leur conduite pour règle dans les circonstances analogues à celles dont ils nous ont laissé la tradition ?

On lit dans Plutarque qu'une épidémie de suicide s'étant emparée subitement des jeunes Milésiennes, le magistrat de la ville arrêta ce fléau contagieux en publiant une loi qui condamnait à être exposées nues au milieu de la place publique toutes celles qui se donneraient la mort (1).

On a aussi quelquefois rendu à la raison de prétendus possédés du démon, par l'*exorcisme*, employé, soit comme stratagème, soit comme moyen *surnaturel* par des hommes superstitieux ; mais dans l'un et l'autre cas, il n'y a rien eu que de naturel : les prières de l'exorciste et tout le cérémonial du rituel n'ont eu part à la guérison de ces démonomaniaques que par la forte persuasion où étaient ceux-ci, que l'évangile, l'étole, l'eau-bénite et quelques paroles, avaient le pouvoir de chasser les *diables*. C'est la seule confiance dans la recette qui a fait tout le miracle (2).

(1) « Milesias virgines quodam tempore atrox animi et absurda incessit perturbatio. Quâ de causâ incertum : nisi quod putabatur aeris temperies veneno infecta, et ad insaniam excitandam parata, mutationem istam animorum atque abalienationem effecisse. Subitò omnes mortis cupiditas, et ad vitam suspendio finiendam furiosus et impetus egit. Et multæ clàm consecutæ sunt quod volebant. Verba et lacrymæ parentum, amicorumque alloquia nihil agebant, sed sese interficiendis omnes ipsas custodientium industriam atque calliditatem vincebant. Ita ut calamitas divinitùs immissa, et remediis humanis videretur validior, donec quidam humo prudens legem promulgavit, quæ juberet omnes quæ sibi suspendio mortem consciverint, nudas per forum efferri. Hæc lex sancita, non inhibuit modò, sed et omninò abolevit illam quâ virgines laborabant mortis cupiditatem. Magnum verò argumentùm est bonæ indolis ac virtutis, metus ignominiæ : et quòd nihil formidantes mortem ac dolorem, quæ omnium maximè terribilia habentur, turpitudinis tamen imaginationem non pertulerunt, neque sustinuerunt dedecus post mortem ipsis eventurum. » (Plutarchi Cheronensis t. 2, pars 1, Continens moralia. Paris, 1624. Gulielmo Xylandro interprete.)

Le même stratagème eut peut-être réussi à faire cesser un semblable délire chez les femmes de Lyon, qui, emportées par une fureur utérine indomptable, allaient de désespoir se précipiter dans les fleuves. (*Jacobi Primerosi* de Morbis mulierum. Lib. 3, cap. 9, *de Furore uterino.*)

(2) C'est pourtant sur de tels faits que j'ai vu les fauteurs modernes des *possessions*

Autrefois , à la fête du *Saint-Suaire,* à Besançon , on secondait les effets de l'*exorcisme* par les moyens les plus propres à opérer une

---

du *démon* et de l'efficacité des secours de l'église contre elles, étayer leur opinion. Toutefois le parallèle suivant me paraît très-propre à renverser leur absurde doctrine.

Un homme pusillanime assiste au récit alarmant des symptômes d'une maladie qui vient de terminer les jours de son ami. Aussitôt la peur se saisit de lui : déjà il s'imagine éprouver tous les accidens dont il a entendu l'énumération, et se croit dévoué à une mort certaine. Cependant un médecin habile lui assure que sa maladie n'est pas sans remède, et qu'il connaît une *recette infaillible* qui lui rendra la santé, s'il veut en faire usage. Le malade imaginaire , plein de confiance et d'espoir, avale quelques vers d'une tisane insignifiante qu'on lui dit être le *merveilleux spécifique*, et le voilà guéri. Hé bien, c'est la même chose pour les prétendus *possédés du démon.*

Une femme d'un esprit borné est présente à une conversation de gens crédules sur les *possessions du démon.* Dès-lors la crainte de tomber elle-même en la puissance du *diable* la remplit de terreur, trouble sa raison ; et bientôt toutes ses craintes se changent en conviction, elle est persuadée qu'elle a le *malin-esprit* dans le corps : elle a recours à un prêtre qui l'*exorcise* ou fait semblant de l'*exorciser*, et la voilà délivrée du pouvoir de *Satan*.

Dans ces deux circonstances, ce n'était qu'une maladie entrée dans l'esprit par l'imagination, et qui en a été chassée par l'imagination.

Que des hommes voués par état à la superstition, que des ignorans, des personnes étrangères à la physiologie et à l'idéologie de l'homme, aient pris pour des vérités les fables des *possessions démoniaques* , il n'y a rien de bien surprenant ; mais que des savants et surtout des médecins recommandables par leur esprit soient tombés dans les mêmes superstitions, il faut l'avoir vu et le voir encore pour en être convaincu.

On est saisi d'étonnement et de pitié en lisant toutes les rêveries sérieusement débitées sur ce sujet par *Bartholomæus Perdulcis* , médecin distingué du seizième siècle. Cet auteur, après avoir décrit la *possession* et énuméré ses *signes* , en indique le traitement , parfaitement d'accord avec ses idées superstitieuses. Il dit : « Protinùs opem implorare oportet , non quidem medicinæ, quæ frustrà laborantem multis pharmacis fatigat ; neque artis magicæ, quæ aurea æreis permutat , hoc damnum adfert animæ pro corporis valetudine; sed ecclesiæ catholicæ quæ sola..... vim dæmonum retundit et subigit, armisque spiritualibus expugnat. (*B. Perdulcis* de Morbis animi. cap. 8 , *de Maniá dæmoniacá.*)

révolution favorable dans l'esprit superstitieux des aliénés qui se croyaient *possédés du démon.* Les prétendus *démoniaques* étaient exorcisés en présence d'un concours immense de spectateurs, et avec tout ce que les pompes religieuses ont de plus imposant et de plus solennel. On avait réservé pour la fin de l'exorcisme ce qui était le plus capable de frapper vivement l'imagination des malheureux qui étaient venus chercher leur guérison : ainsi, aux dernières paroles des exorcistes, on voyait tout à coup s'élever dans les airs le fameux étendard du *Saint-Suaire;* on entendait la ravissante mélodie des fanfares militaires, qui imitaient un concert d'esprits célestes ; les détonnations redoublées du canon, qui semblaient être les éclats de la foudre, par lesquels la puissance divine sanctionnait l'œuvre de ses ministres; les cris de *miracle !* mille fois répétés par des milliers de bouches. Quoi de plus propre que ces prestiges pour produire sur l'imagination des crédules *énergumènes* les commotions les plus fortes et les plus salutaires ? Est-il donc besoin de recourir au *merveilleux* et au *surnaturel,* pour se rendre raison des guérisons que ces cérémonies religieuses ont quelquefois opérées ?

Une raillerie adroite, une dérision employée à propos, ont, dans quelques cas, suffi pour détromper certains aliénés de l'erreur où ils étaient ; mais, dans d'autres circonstances, elles n'ont fait qu'aggraver l'état des malades. (*Pinel,* Traité de la manie, pag. 69 et 75.)

L'utilité des voyages, dans la mélancolie, a été reconnue dès la plus haute antiquité.

Celse conseille à tous les aliénés de changer de pays, et si la folie cesse, de faire chaque année une excursion lointaine, sans doute dans la vue de prévenir le retour de l'aliénation mentale.

Les voyages, surtout les voyages lointains, dans des contrées agréables, dans des pays de mœurs et de législation différentes de celles dans lesquelles on a été élevé, ces voyages, dis-je, par les distractions, les impressions variées qu'ils font naître, sont peut-être les moyens les plus puissans que l'on puisse employer pour la guérison de l'aliénation mentale, et principalement de la mélancolie. Aussi les médecins versés dans l'étude de la médecine mentale ne manquent jamais, à moins qu'un sordide intérêt pécuniaire ne les en détourne, de conseiller les voyages aux aliénés qui peuvent les entreprendre ; et toujours, ou presque toujours, ces pérégrinations sont suivies d'un succès plus ou moins complet.

Le travail est d'un grand secours dans le traitement des maladies mentales ; mais le travail le plus salutaire dans ce cas, c'est l'agriculture.

Plusieurs hommes, amis de l'humanité, se sont même rendus célèbres par leurs succès dans le traitement de ces maladies, en employant ce seul moyen.

M. le professeur *Pinel* assure en avoir retiré de grands avantages pour les aliénées de l'hospice de la Salpêtrière, où de vastes enclos sont en partie cultivés par les convalescentes, et celles à qui des intermittences, ou un délire tranquille, permettent de se livrer à la culture des champs.

Pour pouvoir de même exercer les personnes non accoutumées à ces travaux, ou qui y répugneraient, il a établi un atelier où les femmes s'occupent, chacune selon son goût, à coudre, à filer, à tricoter ou à broder ; et on soutient leur application en leur donnant un léger salaire.

Ces deux sortes d'occupations ont, dans l'hôpital que je viens de citer, une grande influence sur le traitement des aliénés, tellement que, lorsqu'on vient à bout d'engager les malades à se livrer à l'une d'elles, on est presque sûr d'une guérison prochaine.

M. le docteur *Iberti*, dans les détails qu'il a donnés sur l'hôpital de Saragosse en Espagne, destiné surtout au traitement des aliénés, dit que l'expérience a démontré que la plus grande partie des fous qu'on emploie dans les ateliers et offices de la maison guérissent, tandis que ceux de distinction qu'on n'emploie pas à des

26

occupations serviles, ou à des travaux manuels, obtiennent rarement ce bienfait (1).

Le docteur *Esquirol* a bien senti cet inconvénient pour les malades de son établissement, qui sont tous des personnes distinguées par leur fortune ou leur rang ; mais il est parvenu à le pallier en instituant une espèce d'académie, où l'on se réunit à certaines heures du jour pour s'exercer, soit à broder, soit à dessiner ou à peindre, à chanter, ou à jouer de quelque instrument, etc. Ce praticien m'a assuré avoir remarqué que ces réunions familières, ces exercices, ces distractions, ces passe-temps agréables, étaient principalement avantageux aux mélancoliques.

Dans les établissemens d'aliénés, il serait très-utile, pour varier les exercices, d'y disposer des endroits propres à permettre diverses sortes de jeux, tels que ceux de course, de paume, de battoir, de boules, de volant, etc. Cette gymnastique serait en même temps salutaire aux acteurs et aux spectateurs : elle remplacerait les avantages du travail pour ceux qui ne veulent pas s'y livrer ou qui y sont inhabiles.

Quand il s'agit de soulager ou de guérir les maladies de l'homme, il n'est aucun moyen, quelque rares que soient son application et ses succès, qui ne mérite l'attention du médecin.

Ainsi la musique, que le vulgaire considère comme un art de pur agrément, se présente à l'homme d'esprit sous d'autres points de vue bien plus importans.

Des législateurs la firent autrefois servir à civiliser et à adoucir les mœurs des peuples barbares : les médecins l'ont introduite dans le traitement de quelques maladies.

Nous ne parlerons ici que de son heureuse influence sur les affections pénibles de l'âme, sur la mélancolie.

La musique plaît à tous les hommes, à tous les âges, et dans toutes

(1) Médecine éclairée par les sciences physiques, t. 2, p. 315.

les circonstances de la vie ; mais c'est surtout dans la tristesse, dans la mélancolie, qu'elle verse dans notre âme son baume consolateur : *Quorumdam discutiendæ tristes cogitationes : ad quod symphoniæ et cymbala strepitusque proficiunt.* (CELSE.)

L'enfant au berceau ne cesse-t-il pas de témoigner, par ses pleurs, la peine qu'il endure, dès qu'il entend le chant de sa tendre mère (1)?

Le malheureux qu'un travail pénible accable ne cherche-t-il pas par ses chansons à se distraire de la fatigue qu'il éprouve ?

Dans l'exil, les fers, l'esclavage, lorsque l'homme vertueux abîmé dans la douleur paraît insensible à tout, la musique a encore pour lui des charmes (2).

Celui qu'un sort cruel a séparé pour jamais d'un objet cher à son cœur semble aussi trouver un allègement à ses maux en entonnant sa complainte douloureuse. Tel était Orphée, qui, inconsolable de la perte de sa chère Eurydice, aimait à attendrir les déserts des sons lugubres de sa lyre mélodieuse (3). Apollon lui-même, le dieu de la musique et de la médecine, plongé dans la tristesse la plus profonde par la mort d'Hyacinthe, son cher favori, dont il fut innocemment

---

(1) Voyez ce faible enfant, naïve créature,
    Accusant par ses pleurs la peine qu'il endure ;
    On le menace ; il crie, il est plus alarmé ;
    Vient sa mère, elle chante, et le voilà calmé.

(2) . . . . En ces temps de malheur
    Où la France n'offrait que mort, crime et douleur,

. . . .

    Dans les fers, loin des miens, presque sûr du trépas,
    Quand pour mon cœur flétri rien n'avait plus d'appas,
    J'essayais de chanter la romance plaintive,
    Par degrés ma douleur m'en paraissait moins vive.
                   (De la Chabeaussière, ode citée.)

(3) *Ipse cavd solans ægrum testudinè amorem,*
    Te, dulcis conjux, te solo in littore secum,
    Te veniente die, te decedente canebat.
                 (VIRG., *Georg.*, lib. 4.)

la cause, se consolait aussi en faisant gémir les montagnes de la Thessalie des accens plaintifs de sa lyre (1).

Les âmes les plus dures, au milieu des plus affreux revers, ont souvent été attendries par la musique, et ont trouvé dans cet art divin un calme précieux qu'aucun autre art n'eût jamais pu leur procurer. Bajazet nous en offre un exemple.

Ce cruel monarque, la terreur des peuples d'Orient, courait à la tête de ses nombreux bataillons, le cœur serré de douleur et de rage, venger la mort de son fils Ortogule tombé sous les coups de son vainqueur Tamerlan, et défendre sa couronne près de passer entre les mains du féroce prince tartare. Dans sa marche rapide, mais trop lente au gré de sa furie, frappé tout à coup par les sons de la flûte d'un paisible pasteur qui, assis au pied d'un hêtre dans une délicieuse prairie, paissait tranquillement son troupeau, il s'arrête, attendri par les simples accens de l'instrument champêtre..... Alors laissant couler ses larmes :

> Poursuis tes chants, dit-il, rien ne doit t'en distraire ;
> Mais d'un triste refrain qu'ils soient interrompus,
> Et que ta voix répète à l'écho solitaire :
> Malheureux Bajaz et ! ton fils, ton fils n'est plus !...
> (De la Harpe, endroit cité.)

On a également vu la musique triompher des vésanies mentales les plus graves : c'est ainsi que David, par le seul jeu de ses doigts sur les cordes de sa harpe, produisait des sons si mélodieux, qu'ils calmaient aussitôt, comme par enchantement, les accès de délire furieux du malheureux roi Saül.

L'histoire moderne est féconde en faits de ce genre. Il suffit de

---

(1) *Te lyra pulsa manu, te carmina nostra sonabunt :*
Flosque novus scripto gemitus imitabere nostros.
(Ovidii *Metamorph.*, lib. 10.)

parcourir les divers traités sur les névroses, et les divers écrits qui ont été publiés touchant l'influence de la musique sur l'homme, pour en rencontrer un grand nombre. Mais ces faits ont été tant de fois rapportés, que, quelque intéressans qu'ils soient pour la plupart, je m'abstiendrai d'être à mon tour nouveau compilateur.

D'ailleurs personne ne révoque en doute la puissance de la musique sur les maladies de l'esprit : les opinions ne sont partagées que sur le degré de son efficacité dans ce cas. Je sais bien que d'enthousiastes mélomanes ont exagéré son pouvoir, et que quelques-uns même sont allés jusqu'à lui attribuer une vertu médicatrice universelle.

Cependant, mettant de côté cet excès d'admiration pour la musique, il ne reste pas moins démontré, par des preuves authentiques, que cet art est d'un grand secours dans les douleurs morales (1) : nous pensons que son utilité deviendrait bien plus grande encore et bien plus évidente, s'il était plus employé par les médecins.

Il ne suffit pas de chanter ou de jouer des instrumens auprès d'un malade pour obtenir des effets avantageux ; il est encore, dans cette application de la musique, une foule de conditions qui, pour être bien remplies, exigeraient que le médecin eût quelques connaissances musicales.

La musique, pour produire le charme qu'on en attend dans les maladies de l'esprit, doit être entendue d'une certaine distance, sans que le mélancolique en soit prévenu, et sans qu'il sache le but qu'on se propose : tout appareil musical doit être caché à ses yeux.

Le choix des instrumens et des airs à employer n'est pas indiffé-

---

(1) Les douleurs physiques cèdent aussi quelquefois au charme de la musique. *Umbro*, guerrier de Turnus, soulageait par ses chants les douleurs de la morsure des vipères.

Mulcebatque iras, et morsus arte levabat
(Virg. *Æneid.*, lib. 7.)

rent : il faudra choisir de préférence ceux dans lesquels se complai-
saient le plus les malades avant leur mélancolie.

Les airs qui leur conviennent ordinairement sont, les airs gais,
vifs, ceux de nos opéras-comiques, les airs militaires, etc.

Il est des cas où on ne doit arriver à ces airs là que d'une manière
insensible, et après avoir passé par d'autres airs plus doux et plus en
harmonie avec l'état moral des mélancoliques.

Ces règles souffrent au reste beaucoup d'exceptions, et ce n'est
souvent qu'après bien des tâtonnemens qu'on arrive au genre de
musique qui plaît (1).

Il est des infortunés qui, dans les douleurs de la mélancolie, ne
retireraient presque aucun avantage des moyens de traitement que
nous avons proposés : leur âme sensible et profondément ulcérée a
besoin d'autres secours, et c'est dans la religion qu'elle vient les
puiser. Tel doit être le refuge de ces personnes pieuses, qui, conduites
de disgrâces en disgrâces jusqu'au dernier degré de l'adversité, ont
épuisé le calice amer des maux de la vie (2).

Combien, à la suite des tourmentes révolutionnaires qui viennent
si souvent ravager quelques contrées de notre globe, n'a-t-on pas vu
de malheureuses victimes des fureurs de leurs semblables, ne trou-

---

(1) Il est des mélancoliques moins susceptibles que d'autres d'être influencés
par la musique. Il serait bien difficile, par exemple, de charmer les oreilles d'un
nostalgique, car « tel écoute avec plaisir les grenouilles de ses marais, qui, se
trouvant à quelques lieues de sa patrie, ne pourrait souffrir la mélodie d'un rossignol. »

(2) La malheureuse Jeanne-Gray, qui eut à peine le temps d'essayer des gran-
deurs du trône, ne dut qu'à la religion le calme qu'elle montra au milieu des dé-
sastres qui l'environnèrent, et le courage héroïque qu'elle déploya jusqu'au
moment où la cruelle Elisabeth, sans pitié pour sa jeunesse, sa vertu et ses charmes, fit trancher le cours d'une si belle et si innocente vie.

ver que dans la religion des remèdes aux blessures cruelles de leur âme !

Ils ne faut qu'ouvrir les annales des révolutions pour en rencontrer un grand nombre d'exemples, qui, à la honte de l'humanité, attesteraient que la probité la plus pure, jointe aux talens les plus distingués, ne fut pas même épargnée dans ces temps orageux, époques à jamais flétrissantes, où l'on a vu Thémis chassée de son sanctuaire profané, ses autels renversés, son glaive et ses balances sacrés foulés aux pieds dans des flots de sang humain.

Ainsi, quand des malheurs grands, irréparables, nous ont plongés au fond de l'abîme de la mélancolie, c'est dans la religion, lorsque sa lumière brille pour nous, que nous devons nous réfugier, comme dans une forteresse inébranlable contre laquelle viennent se briser toutes les tempêtes de la vie.

La philosophie, l'étude des belles-lettres sont aussi d'un puissant secours dans les maladies de l'âme (1).

C'est par la philosophie que tant d'hommes célèbres de l'antiquité soutinrent si stoïquement leurs malheurs et leurs disgrâces. Comme l'a dit l'auteur des immortelles Tusculanes, ces sources inépuisables de sagesse : *Animi autem qui sanari voluerint, præceptisque sapientium paruerint, sine ullâ dubitatione sanentur?* est profectò

----

(1) Si les études profondes et abstraites de la philosophie conduisent quelquefois, comme nous l'avons dit, à l'égarement de la raison, il en est tout autrement de la philosophie, lorsqu'elle n'est pour nous qu'un délassement et un aliment de l'esprit, surtout de cette belle philosophie des sages de la Grèce et de Rome. Loin de nous ces philosophes austères et contentieux, tristes calculateurs des misères de la vie, qui ne pensent et ne raisonnent que pour nous persuader que tout n'est que malheur. Pour être heureux, il ne faut pas tant raisonner. « Dans nos peines, la raison est une peine nouvelle ; on cesserait de souffrir si l'on cessait de penser. » (Gresset, Discours sur l'harmonie.)

animi medicina philosophia. (Tusculanarum disputationum lib. 3, *de ægritudine leniendâ.)*

Il n'y a point de douleur morale que Platon, Plutarque, Sénèque, Cicéron, ne puisse guérir ou adoucir : par la philosophie, l'on acquiert du courage; et c'est ce courage philosophique qui nous empêche de nous laisser accabler par le malheur : *Tantò fortior, tantò felicior !* (SENECA.)

La culture des belles-lettres, non moins que la philosophie, nous offre dans nos malheurs une distraction salutaire qui émousse les épines de la douleur.

Quintilien, ce père malheureux, accablé de la mort de son fils unique, ses plus chères délices *(tuosne ego, ó meæ spes inanes! labentes oculos, tuum fugientem spiritum vidi?)* ne trouvait de soulagement à sa tristesse profonde que dans la culture des lettres : *Credendumque doctissimis hominibus, qui unicum adversorum solatium litteras putaverunt* (1).

Nous avons, en général, défendu la solitude dans la mélancolie, parce que, comme l'a très-bien exprimé l'auteur du Génie du Christianisme, « les grandes passions sont solitaires, et les transporter au désert ce n'est que les rendre à leur empire. »

Mais il est des mélancoliques pour qui la distraction que procurent les sociétés, les amusemens, les voyages, etc., est un supplice de plus ajouté aux peines qu'ils ressentent déjà, et qui ne trouvent de soulagement que lorsqu'ils peuvent rester seuls avec eux-mêmes. Toute autre situation ne fait qu'empirer le mal moral qui les ronge et les mine sourdement : les forcer à vivre dans le tumulte du monde, c'est les exposer aux dangers de voir leur maladie faire des progrès plus rapides. Il faut donc les abandonner à leur penchant;

---

(1) Quintillani Fabii *Institutiones oratoriæ*, lib. 6, Prœmium.

et le père, l'époux, l'amant, le philosophe malheureux rencontre-
ront souvent, dans le calme de la retraite, cette paix de l'âme qu'ils
n'avaient pu trouver au sein des villes tumultueuses où vous les aviez
transportés dans l'espérance d'opérer dans leur esprit une diversion
salutaire. « Il n'est point, dit *Zimmermann*, de chagrin ni de tristesse que la solitude n'adoucisse et ne guérisse à la fin, quand elle
est employée sagement (1). » D'ailleurs il arrive quelquefois que la
solitude finit par nous guérir de notre aversion pour le monde : *Odium
turbæ sanabit solitudo, tædium solitudinis turba* (2).

Cependant la solitude, dont le charme verse dans notre âme un
baume délicieux qui la console et cicatrise ses plaies les plus profondes, la solitude deviendrait pour nous un véritable poison, si nous
y vivions dans une indolente oisiveté.

Ainsi ceux pour qui les malheurs de la vie et les tourmens de la
mélancolie ont rendu nécessaire leur isolement du monde, devront
s'occuper, dans leur tranquille retraite, de tout ce qui peut plaire
aux sens, réjouir le cœur et l'imagination; telles sont la peinture, la
musique, la poésie, l'étude de la nature.

J. J. Rousseau et *George Zimmermann*, ces deux illustres et malheureux Helvétiens, abreuvés de peines et au comble de la mélancolie,
ne trouvèrent de repos que dans la solitude embellie par la philosophie et la culture des sciences. O vous, mortels infortunés, qu'un sort
semblable accable, allez, loin des regards homicides de vos ennemis,
habiter les asiles silencieux des bois, vous y trouverez le bonheur.
« Bois majestueux, retraites sacrées du silence, quelles idées vous
« réveillez ! quels sentimens inspire votre image ! On voudrait s'en-
« foncer sous vos ombrages épais, respirer sans contrainte le parfum

---

(1) La solitude considérée relativement à l'esprit et au cœur, traduit de l'alle-
ment de *Zimmermann*, par J. B. Mercier.

(2) Senecæ omnia opera. Ad serenum de tranquillitate animi liber

« de vos fleurs, et, tout entier à l'enthousiasme que vous faites naî-
« tre, goûter sans nul regret le charme consolateur de l'oubli de la
« vie » (1).

> C'est là, c'est dans l'obscurité
> Que fuyant le tumulte et dans soi recueillie,
> Vient s'asseoir la mélancolie
> Pour y rêver en liberté.
>
> (LA HARPE, ouvr. cité.)

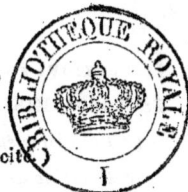

---

(1) Discours de clôture du cours de zoologie du *Muséum* d'histoire nat., par
le sénateur Lacépède, an 9 de la république.

TABLE DES MATIÈRES.

FIN.

www.ingramcontent.com/pod-product-compliance
Lightning Source LLC
Chambersburg PA
CBHW070528200326
41519CB00013B/2969